# 重辑《伤寒杂病论》

## ——发现伤寒六经以外的秘密

主编 王德民 王浩臣

 辽宁科学技术出版社
LIAONING SCIENCE AND TECHNOLOGY PUBLISHING HOUSE

拂石医典
FU SHI MEDBOOK

图书在版编目（CIP）数据

重辑《伤寒杂病论》/ 王德民，王浩臣主编. — 沈阳 :辽宁科学技术出版社, 2022.3

ISBN 978-7-5591-2428-9

Ⅰ. ①重… Ⅱ. ①王… ②王… Ⅲ. ①《伤寒杂病论》Ⅳ. ①R222.1

中国版本图书馆CIP数据核字(2022)第025229号

出版发行：辽宁科学技术出版社
　　　　　北京拂石医典图书有限公司
地　　址：北京海淀区车公庄西路华通大厦 B 座 15 层
联系电话：010-57262361/024-23284376
E-mail：fushimedbook@163.com
印 刷 者：河北环京美印刷有限公司
经 销 者：各地新华书店

幅面尺寸：145mm×210mm
字　　数：186 千字
印　　张：7.25
出版时间：2022 年 3 月第 1 版
印刷时间：2022 年 3 月第 1 次印刷

责任编辑：李俊卿
责任校对：梁晓洁
封面设计：君和传媒
封面制作：王东坡
版式设计：天地鹏博
责任印制：丁 艾

如有质量问题，请速与印务部联系
联系电话：010-57262361

定　　价：55.00 元

# 内容提要

  《伤寒杂病论》原书已佚，经王叔和、林亿等人整理成《伤寒论》与《金匮要略》两本。此举割裂了《伤寒杂病论》之理论体系结构，缩小了《伤寒杂病论》的辨证范围。虽然贯以六经，但读之有拘挛补衲之感。现将两书有机地结合在一起，力图恢复《伤寒杂病论》原貌，将原文重新梳理，分为"古经篇"、"表里篇"、"逐日施方篇"、"病论篇"、"之为病篇"、"病家篇"、"杂病篇"、"伤寒论篇"等十六篇。并加以解读后，发现书中存在除六经辨证以外的多种辨证方法；并发现类似《汤液经》和《汤液经法》的内容，进而认为本书非一人一时之作，而是张仲景"勤求古训，博采众方"的结果。

# 序 一

庚子之年，大疫流行，今谓新冠，古称伤寒，用伤寒之方治疗，其效果之好，令人竖指，啧啧称赞。《伤寒论》与《金匮要略》本为一书，即东汉张仲景编著的《伤寒卒病论》（后世称为《伤寒杂病论》），此书问世不久，由于战乱，百姓流离，就已散失。晋•王叔和整理而得《伤寒论》，宋•林亿等人整理出《金匮要略方论》，两书流传至今。因未得其法，而不能将两书合二为一，已历千年矣。

余习读《伤寒论》二十余年，每每读之，总有拘挛补衲之感，对此常惑于心中。在新冠肆虐楚地之时，读冯世纶教授所编《解读〈伊尹汤液经〉》，受杨绍伊自序中"仲景书读之，触目即见其有显然不同之处。即一以六经之名作条论之题首，一以伤寒二字作条论之题首"的启发。故试将以"伤寒"为句首者析出，按条文中所述时日为顺序，读来文从字顺，一气呵成。于是恍然大悟，原来以"伤寒"、"病"、"问师"……为篇首者，皆为一集。在《伤寒卒病论集》的自序中也有"若能寻于所集，思过半矣"。以"病"为句首的条文在《金匮要略》中亦存在，为了区别，设上、下篇，余集皆仿此。

又思六经病中，以"少阳"为句首的3条；以"太阴"为句首的5条；以"厥阴"为句首的4条，分析这些条文的共同特点可知，都有"之为病"为提纲，将病因分型，并预测了欲解时，没有时日的描述。根据这些特点，分出汇成一集。剩余的条文有"太阳病"、"阳明病"、"少阴病"。细读这些条文，多记有时日，16条、248条都明确写道"太阳病三日……"其中内容却相差甚远，言此又言彼，所述不同，颇有歧义。故知此两条非属一集。再读之，16条云"桂枝不中与之也"，248条云"调胃承气汤主之"。一个"与"字，一个"主"字，乃是分辨之眼目也。于是将所剩"太阳病"、"阳明病"、"少阴病"三篇中"主之"、"与之"的条文分别出来。"宜"和"与"初觉不同，又思孙思邈在《千金方·卷九》中云"江南诸师秘仲景要方不传"，知此书在江南辗转口授中，因方言所致。"宜"、"与"意思相同，故将其合为一集。

兹读至"太阳中风"，共计三条：12条、38条、152条，都以"主之"结尾。虽言太阳中风，但是病因、病机、病症各不相同。12条太阳表虚，感受风邪，营卫不和所致；38条感受风寒，有入里化热之象；152条"外邪已解，里气不和，饮邪为病"。显然不在同一篇文中，盖不同时期对"太阳中风"的认识不尽相同。故思论集中，应该有一篇专论"表里"，而在《伤寒论》中论及表里，而又言"主之"的条文屈指可数，或仲景所采，删其繁复；或分注于其他条文之下；或散于兵燹，难寻其迹。姑且析出，以"见病知源"。

读至少阴病中304条与305条，均论述附子汤。古人著述浑说不详写，305条无时日之描述，文辞古拙，简练传神，无释病之语。与306条、310条、312条、313条的描述形式相似，故而集出。

集毕，边读条文，边读《千金要方》、《千金翼方》、《解读〈伊尹汤液经〉》、《中国医学史》等书，以从中寻找蛛丝马迹。为了方便解读，参考关键之词或集出的主要内容，结合相关知识，逐篇加上题目，计有古经篇、表里篇、逐日施方篇、脉证并治篇、病论篇、之为病篇、问师篇、伤寒论篇共八篇。解读每篇时，应通晓当时的文化背景、社会状态。怀古人之心，度古人之意，似身处其境，方能明其所为。因逐个条文，先贤已述备至，故未作逐条分析。思"伤寒论篇"为张仲景所著。余篇是仲景"勤求古训，博采众方"的结果，而成篇于不同时期，故大胆予以推测。虽有画蛇添足之嫌，但愿有抛砖引玉之功。由吾儿浩臣整理《金匮要略》，将其并入辑复诸篇，浑然一体，知非仲景之原著，故名以《重辑伤寒杂病论》。知我罪我，皆为昌明仲景之学，舛误之处，敬希博学妙识之士雅正之。

王德民

2021年12月于河北香河

# 序 二

余幼时，家父即勤学善思，钻研医术，日复一日，乐此不疲。待下班以后，来家中求医者亦络绎不绝。耳濡目染之下，余便立志子承父业，习岐黄之学，究方书之术。于2016年考入河北中医学院中医系。

一日，家父电话告知发现《伤寒论》的崭新读法，进而发现了更多的传变规律，其激动之情，溢于言表。当余假期回家时，家父便详细讲述之。初听时，一时难以接受，但家父所言并非主观臆测，而是有理有据。余便去伤寒六经之说，放空自己，再细细思考，发觉家父所言，看似离经叛道，实则发现了解读《伤寒杂病论》的密码。

为恢复《伤寒杂病论》的完整性与连续性，余建议将《金匮要略》条文进行整理，便在家父基础上，增"病家篇"、"杂病篇"、"外科篇"、"妇科篇"、"儿科篇"五篇。且将两书中相同之条文进行合并；大致相同，仅略有出入之条文，放在一起，以便读者知晓条文之出入。

本书中学术观点比伤寒六经通识的观点，更加全面，是将两书有机结合后，解读出来的结果。正乃徐镕所冀之"华剑复合，昌镜再圆，天作之合"。家父编著此书初衷，是让读者掌握一种解读伤寒之法，即授人以渔；并使读者对伤寒发展史有所了解。以冀丰富中医学术、弘扬中医文化。愿读到本书的同道，都能有些许启发。但因余父子水平有限，整理解读难免有误，敬请贤达指正一二。

家父医术高超，医德高尚，且能文善词，今将2020年2月份，新冠疫情严重时，家父所作之词书于下，可见一斑：

《中医颂》

延续着五千年的血脉

用不同的视角

传递着别样的风彩

阴阳、五行、太极、八卦

一根针，拨日月否极泰来

一把草，携天地去病除灾

勤求古训，博采众方

一句话，读经典寒窗数载

一生情，守杏林春暖花开

自古悬壶多仁爱

苦难处，良医在

瘟君天照千里外

多少病痛不再来

王浩臣　敬书

2021年3月于石市

# 目 录

# 导　言

## 一、伤寒之错简

### （一）《伤寒杂病论》、《伤寒论》、《金匮要略》的关系

　　《伤寒杂病论》是东汉张仲景所著，原书已佚。《伤寒论》是晋代太医令王叔和根据《伤寒杂病论》的简牍编次整理而成。《金匮要略》是宋代林亿等整理而成，目前中医界就此已经达成共识。这其实是三本书，因为《伤寒杂病论》原书丢失，很多学者认为《伤寒论》是张仲景所著，岂不是以叔和之意度仲景之心吗？这显然是不严谨的。《伤寒论》和《金匮要略》两书虽然保留了仲景书的条文内容，但是将原书一分为二，割裂了《伤寒杂病论》体系，缩小了《伤寒杂病论》辨证体系范围。明代医家徐镕所言："余素慨《金匮方论》与《伤寒论》暌离孤处……"。将《伤寒论》与《金匮要略》放在一起学习，虽然可以弥补两书之间的不足，但是因为两书重复、错简等原因，造成不能全面反映《伤寒杂病论》的理论体系。

## （二）《伤寒杂病论》的理论渊源

《伤寒杂病论》理论的三个来源，一是主要来源于经方，二是来源于医经，三是系统地总结了张仲景本人长期的临床实践经验。经方是汉代及以前一些医家的有效方药和各具特色的医疗经验成果。医经是全面地总结并继承了汉代以前的中医药学理论。在《汉书·艺文志》方技略中明确记载了医经和经方的书目。作者班固（公元32~92年）与张仲景（约公元150~154年至约公元215~219年）同处于东汉时期，社会比较稳定，张仲景官至长沙太守，有机会接触到经方和医经，并且把主要内容收集到《伤寒杂病论》中。国医大师王绵之教授也认为："经方十一家已经没有了，但是通过仲景的著作，有所得以保存，流传下来。"所以现在最早的这个书，称之为"方书之祖"。知晓了这些，才有助于解读本书的内容。

## （三）《伤寒论》错简的根源

《伤寒论》流传至今，研习者可谓数不胜数，仁者见仁，智者见智。有的学者认为王叔和与张仲景相隔不过几十年，整理仲景所遗方书最为接近原貌。其实不然，这几十年（220年—280年）中正是战火四起、三国争雄，百姓为躲避战乱流离失所的时期。经方、部分医经和《伤寒杂病论》也是这个时期散乱于争战之中。王叔和生于210年，32岁时做了曹魏的太医令，也就是说在仲景死后二十多年，才整理出的《伤寒论》。因为条文中有六经提纲，按六经整理就顺理成章了。六经辨证体系确实在《伤寒杂病论》独立成篇，但是将其他条文依六经为提纲的编次，就有以偏概全之嫌了，读起来也感觉不顺畅。明代方有执认为"夫以叔和编经，奚恁后，经而先已，必后之赘附，遂致颠倒错乱。"清代喻嘉言《伤寒尚论》中"太医令王叔和附以己意，编集成书"，柯琴也认为"《伤寒论》一书，经叔和编次，已非仲景之书"。出现这种认识，因为在编次前，先有了自己的观点，所以在编次时，会出现错简。简牍的次序不同，就可以解读出不同的意思。

王叔和以六经为提纲，编次出《伤寒论》；孙思邈持"方证同条，比类相附，须有检讨，仓卒易知"的观点，编次成唐本伤寒；方有执以"太阳一经，风寒所始，营卫二道，各自中伤。风则中卫……寒则伤荣……风寒具有中伤，则荣卫皆受而俱病……"的观点来编次，而有《伤寒论条辨》；柯琴为求仲景心法，"以症名篇，而以论次第之"编次而成《伤寒论注》。历代医家从不同的角度，深入研究了伤寒的方、证、脉、治等，并结合自身的临床经验加以编次，都在不遗余力地探寻仲景的原著真相，使伤寒理论不断地充实、丰富，为提高中医学术水平，做出了巨大的贡献。但是都落入"先有观点，后再编次"这个窠臼。

## （四）重辑《伤寒杂病论》的编次简介

余受杨绍伊之启蒙，以条文自有特征为标准，以伤寒发病与治疗时间先后为顺序（逐日施方），编次而成。尽管如此，因岁月骛过，已历千年，散乱遗失，文无可据，仍然会有错简，也在所难免。条文特征是一种读法，此读法即是句式相同者为一篇。此读法与《诗经》写法一致，《诗经》是我国最早的诗歌总集，收集了西周初年至春秋中叶的诗歌，也是写在简牍之上。两书相互参照，推测此读法即是一种写法。

通过重新编次与解读，发现除六经辨证体系之外，还有逐日施方、脉证、八纲辨证等辨证体系。这些辨证体系相互交错，但都独立成篇。不像《伤寒论》中，以六经辨证为主线，八纲、脉证掺杂其间，只有悉心体悟，才能从字里行间寻得一二。如果把六经体系看成一座山峰，在本书中，可以看见群峰叠翠，而非一峰独秀了。再有本书中同时涵盖了脏腑辨证与其他辨证，有利于更加全面地认识疾病。在治疗疾病时，多一种辨证，就多一种方法，将会更加有利于临床治疗。

从篇与篇的联系来看，伤寒的传变是发展变化的，先后有肌腠（表）传到脏腑（里），二表（表阳、表阴）传到一里（阳明），表里的六经，三阳传三阴的传变。这些传变的共性都是：病邪从表传入里的拓展和延伸。可见，伤寒的研究是开放的，不是僵化于六经一成不变的。这就可以理解叶天士

"辨营卫气血虽与伤寒同"的意思，其实也是由表入里之意。

## 二、各篇的条文特征

条文特征是在整理重辑《伤寒杂病论》时总结出来的，先分析出重点条文所共有的特征，其他条文再参考集入。根据集出的顺序，做一下总结。

### （一）伤寒篇的条文特征

以"伤寒"为句首的条文，其中29条、100条经分析，分属于"病论篇"与"之为病篇"。

### （二）病论篇的条文特征

以"病"为句首的条文，"病人"，"得病"亦在此篇。

因此篇中提及桂枝证、柴胡证等，故将结胸证132条、133条补入。

《金匮要略》中第十篇第9条，因此条有时日，句式与257条相同，故附其后。

### （三）问师篇的条文特征

以"问曰""师曰"为句首的条文。

将213条、203条、247条补充在179条下。

### （四）之为病篇的条文特征

1. 以"之为病"为提纲的条文。

2. 分别以"太阳病、阳明病、少阳病、太阴病、少阴病、厥阴病"为句首，以"主之"为句尾的条文。

3. 病名分类的条文中太阳病分类最全面，有中风、伤寒、温病、火热、痉、湿、暍；阳明病、少阳病有中风、中寒；其他三阴只有中风。

4. 无时日记载的条文。

**（五）逐日施方篇的条文特征**

1. 分别以"太阳病、少阴病"为句首，以"主之"为句尾的条文。

2. 或以"主之"为句尾的条文。

3. 多有时日的记载或可推出时日的条文。

**（六）脉证并治篇的条文特征**

1. 分别以"太阳病、阳明病、少阴病"为句首，以"宜之、与之"为句尾的条文。

2. 或以"宜某汤、与某汤"为句尾的条文。

**（七）表里篇的条文特征**

1. 以"主之"为句尾的条文。

2. 文中有"表里"的记载的条文。

**（八）古经篇的条文特征**

1. 以"主之"为句尾的条文。

2. 文辞简练、无解释之语的条文。

## （九）病家篇

以"某家"为句首的条文。

## （十）外科篇

因其篇幅短少，不影响全书的体系，原篇并入。

## （十一）妇科篇

将《伤寒论》、《金匮要略》中，论及妇科疾病的相同或相近条文集在此篇。

## （十二）儿科篇

将《金匮要略》第二十二篇中小儿疳虫蚀齿方独立成篇。

## （十三）杂病篇

1. 除以上集出的条文，余下的皆编入此篇。

2. 厥阴病篇吐、利、下与《金匮要略》篇相同的条文均合并于此篇。

## 三、谈逐日施方

逐日施方是王叔和《伤寒论·伤寒例》中"伤寒之病，逐日浅深，以施方治"简称。在整理编次"伤寒篇"时，可见"伤寒一日"、"伤寒二日"等。而在《伤寒论》中有时日的条文共计80余条，占全书的五分之一。便以时日为纲，将本集条文依次编入，又思一日病证治法如何，二日病证治法又如何，故将相关条文补于时日条文之下。其他篇的整理，皆用此方法编次而成。逐日施方不像八纲辨证，可以单独应用，是"逐日"与其他辨证联合应用。现将对逐日施方的肤浅认识，赘述如下：

**（一）逐日施方最适合伤寒**

伤寒是一切外感热病的总称，即《素问·热论》"今夫热病，皆伤寒之类也"；《难经》曰"伤寒有五，有中风、有伤寒、有湿温，有热病、有温病"。可见，把这些外感性、传染性疾病都称为伤寒。"或愈或死，其死皆六七日之间，其愈皆以十日以上者，何也？"从黄帝的发问中可知，这类疾病死亡的时间是发病的"六七日"。故以"逐日"说明时间的紧迫感，时间段比较集中，症状变化较快，每日都有变化，不像杂病病情变化较慢，传变时间较长。这些疾病由表入里，传染性强，死亡率高。基于这些特点，用逐日施方治疗伤寒更有临床意义。

**（二）逐日施方的含义**

1. 揭示伤寒的病情变化规律

在《素问·热论》中"伤寒一日，巨阳受之，故头项痛腰脊强；伤寒二日，阳明受之……三日少阳受之……"。从伤寒一日，起即由表及里向脏腑传变，五脏六腑都受病，不通则死。虽然患者病情变化不完全按照此篇的描述，但是揭示了伤寒传变的一般规律，解释了伤寒导致人体"六七日"死亡的变化过程。是对病邪在时间的进展上，侵入人体位置的表述。

### 2. 提示了编次的顺序

在秦汉以前的文章，都是写在简牍之上的，用皮条或丝等绳之类拴住而成为册。由于反复的翻阅，致使连接竹简的皮条或绳子断裂，如"韦编三绝"就是说孔子读书勤奋，经常阅读简书造成皮绳断裂，可见这种绳断简散的事情常有发生。简牍错乱的重新编次，对于不熟悉书中内容的人，是很困难的，找到一定的规律也是很有必要的。对于《伤寒杂病论》来说，逐日既符合伤寒病的发展变化规律，又可以看成条文的编次顺序。

### 3. 正确理解逐日施方的含义

逐日施方不能机械地认为，一日是某证用某方，二日某证用某方……要灵活地看待此种辨证，一日病证如何，辨证施治，二日服药后脉证如何，辨证施方，三日"观其脉证，知犯何逆，随证治之"，四五日逐日浅深，辨证施方……总的来看，仍然是辨证施方，只不过加上时间。但凡遇到外感热病，皆可以逐日为计，使医者更加清楚地知道病势如何，不致因病变迅速，反致慌张矣。伤寒之病亦不似杂病，一方可以用数日以后，再依辨证调整方治。

通观几篇以"逐日"为顺序文章的写法，日期都是阳病

（太阳病）虚写，阴病（少阴病）实写，暗示读者表面上看没有逐日，但意识里要有逐日的概念。即不拘于逐日，也勿忘逐日。逐日与八纲辨证、脉证等同用，才能知道病邪在人体的浅（表）深（里），通过汗、吐、下等方法，使邪气外出，而不徒伤正气，或致病邪深入，变证百出。

**4. 逐日与六经辨证的关系**

现在很多学者认为，六经辨证的时日没有意义。其实六经辨证是时间(逐日)与空间（病邪侵入人体的部位）的结合，用六经代替了逐日。《素问·热论》"伤寒一日，巨阳受之……伤寒二日，阳明受之……"可见，将时日隐去，用六经来代替。既然以六经代替了逐日，文中的传变规律，又与《素问·热论》中的传变规律不尽相同。在"之为病"篇中，以六经辨证体系为主，是医经和经方完美结合的产物。经方以表里传变为基础，化用了医经中的六经，与《素问·热论》中三阳传三阴的传变规律不同。在"伤寒论"篇中，"伤寒三日，三阳为尽，三阴当受邪……"的传变规律，与《素问·热论》的传变规律大致相同，又增加了半表半里的概念。

**（三）逐日施方的临床意义**

逐日施方便于医生认识外感热病的传变规律，更好地掌握热病的治疗方法。进而知晓外感与杂病有着明显的区别，不能用治疗杂病的方法来治疗伤寒，提醒医生应勤于诊视患者，重视病情变化，逐日浅深不同，以施方治各异。时至今日，虽然经过千年演化，在临床上仍可以看到"逐日"的影子，如初期、中期、危重期、后期、恢复期，其实是逐日施方的外延。再如初诊、二诊、三诊等，亦是在时间进展上对疾病的辨证治疗。

# 第一集　古经篇

太阳病，头痛，发热，汗出，恶风，桂枝汤主之。（13）

**桂枝汤方**

麻黄（三两，去皮）　　　　芍药（三两）

生姜（三两，切）　　　　　甘草（二两，炙）

大枣（十二枚，擘）

上五味，㕮咀三升，以水七升，微火煮取三升，去滓，适寒温，服升，服已须臾，啜热稀粥一升，以助药力。

太阳病，头痛发热，身疼腰痛，骨节疼痛，恶风无汗而喘者，麻黄汤主之。（35）

**麻黄汤方**

麻黄（三两，去节）　　　　桂枝（二两，去皮）

甘草（一两，炙）　　　　　杏仁（七十个，去皮尖）

上四味，以水九升，先煮麻黄，减二升，去上沫，内诸药，煮取二升半，去滓，温服八合。覆取微似汗，不须啜粥，余如桂枝法将息。

少阴病，身体痛，手足寒，骨节痛，脉沉者，附子汤主之。(305)

**附子汤方**

附子（二枚，炮，去皮，破八片）　　茯苓（三两）

人参（二两）　　　　　　　　白术（四两）

芍药（三两）

上五味，以水八升，煮取三升，去滓，温服一升，日三服。

少阴病，下利便脓血者，桃花汤主之。(306)

**桃花汤方**

赤石脂（一斤，一半全用，一半筛末）　　干姜（一两）

粳米（一升）

上三味，以水七升，煮米令熟，去滓，温服七合，内赤石脂末方寸匕，日三服。若一服愈，余勿服。

少阴病，吐利，手足逆冷，烦躁欲死者，吴茱萸汤主之。（309）

**吴茱萸汤方**

吴茱萸（一升）　　　　　　人参（二两）

生姜（六两，切）　　　　　大枣（十二枚，擘）

上四味，以水七升，煮取二升，去滓，温服七合，日三服。

少阴病，下利、咽痛、胸满、心烦，猪肤汤主之。（310）

**猪肤汤方**

猪肤（一斤）

上一味，以水一斗，煮取五升，去滓，加白蜜一升，白粉五合，熬香，和令相得，温分六服。

少阴病，咽中伤，生疮，不能语言，声不出者，苦酒汤主之。（312）

**苦酒汤方**

半夏（十四枚，洗，破如枣核）

鸡子（一枚，去黄，纳上苦酒着鸡子壳中）

上二味，内半夏，着苦酒中，以鸡子壳置刀环中，安火上，令三沸，去滓，少少含咽之，不差，更作三剂。

少阴病，咽中痛，半夏散及汤主之。（313）

**半夏汤方**

半夏（洗）　　　　桂枝（去皮）　　　　甘草（炙）

上三味，等分，各别捣筛已，合治之，白饮和，服方寸匕，日三服。若不能散服者，以水一升，煎七沸，内散两方寸匕，更煮三沸，下火，令小冷，少少咽之。半夏有毒，不当散服。

少阴病，下利，白通汤主之。(314)

---

**白通汤方**

葱白（四茎）　　　　　　　干姜（一两）

附子（一枚，生，去皮，破八片）

上三味，以水三升，煮取一升，去滓，分温再服。

---

【解读】

本篇虽言古经，实已非原貌。但文辞古拙，行文简洁，处方多药食同源。去掉题首，反复诵读，则更觉古朴气息扑面而来，古经韵味十足。

西汉之前无"太阳"一词，直至西汉哲学家董仲舒所著《春秋繁露·阴阳终始》云："故至春，少阳东出就木，与之俱生；至夏，太阳南出就火，与之俱暖"，方有"太阳"一词。太与少相对，阳与阴相对，组合成太阳、少阴。"病"字出现在春秋时期，在此以前称之为"疾"。西周时有疾医、疡医之分。因此可见 "太阳病"、"少阴病"的出现应该在西汉，具体时日，已无从得知。

根据商代出土的甲骨文有"雨疾"、"降疾"等词，推测出可能有"日疾"、"月疾"等词。在君权神授、巫医同身的年代里，因疾病的流行，人们往往认为是受到了上天的惩罚。

受到了雨神的惩罚，便称为"雨疾"；受到日神、月神的惩罚便称为"日疾"、"月疾"。既然有疾病之名，则一定有对应之方，是方应为师徒口传心授。至商代，伊尹著《汤液》，伊尹并非人名，伊是姓氏，尹为官名，等同右相。在已出土的文物中，有《汤誓》、《汤诰》、《汤刑》。可见"汤"应是国号，《汤液》应为记载汤朝药液之书，并不是两千年后，《黄帝内经》汤液醪醴论中的五谷之液的意思，也不是汤剂的意思。而现今未见《汤液》，原因有二：一为师徒口传心授，并无文字记录；二为此书仍埋藏于地下，故未与世人相见。

后人根据《汤液》，补释增易而作《汤液经》。后至西汉时期，又根据《汤液经》的内容，结合文化背景与医疗水平的进步，而著《汤液经法》。《汤液经》与《汤液经法》将在后篇论述。

本篇条文，均是记录了对疾病的古朴认识，对症状的记载，涉及的脉象很少，仅305条有脉沉，亦无解释病因、病机之辞。可能当时还没有辨证，仅是对治疗疾病和对应方剂所进行的一种分类，并为此后阴阳辨证奠定了基础。符合事物由简单到复杂的发展变化规律，故通过古经篇，则可窥见《汤液》其一二。

# 第二集 表里篇

太阳病，桂枝证，医反下之，利遂不止，脉促（一作纵）者，表未解也，喘而汗出者，葛根黄芩黄连汤主之。（34）

**葛根黄芩黄连汤方**

葛根（半斤）　　　　　甘草（二两，炙）

黄芩（三两）　　　　　黄连（三两）

上四味，以水八升，先煮葛根，减二升，内诸药，煮取二升，去滓，分温再服。

太阳病，下之微喘者，表未解故也，桂枝加厚朴杏子汤主之。（43）

**桂枝厚朴杏子汤方**

桂枝（三两，去皮）　　　甘草（二两，炙）

生姜（三两，切）　　　　芍药（三两）

大枣（十二枚，擘）　　　厚朴（二两，炙，去皮）

杏仁（五十枚，去皮尖）

上七味，以水七升，微火煮取三升，去滓，温服一升，覆取微似汗。

下之后，复发汗，昼日烦躁不得眠，夜而安静，不呕，不渴，无表证，脉沉微，身无大热者，干姜附子汤主之。（61）

**干姜附子汤方**

干姜（一两）　　　　　附子（一枚，生用，去皮，切八片）

上二味，以水三升，煮取一升，去滓，顿服。

太阳中风，下利呕逆，表解者，乃可攻之。其人漐漐汗出，发作有时，头痛，心下痞鞕满，引胁下痛，干呕短气，汗出不恶寒者，此表解里未和也。十枣汤主之。（152）

**十枣汤方**

芫花（熬）　　　　　甘遂　　　　　大戟

上三味，等分，各别捣为散，以水一升半，先煮大枣肥者十枚，取八合，去滓，内药末，强人服一钱匕，羸人服半钱，温服之。平旦服。若下少，病不除者，明日更服，加半钱。得快下利后，糜粥自养。

太阳病，先下而不愈，因复发汗，以此表里俱虚，其人因致冒，冒家汗出自愈。所以然者，汗出表和故也。里未和，然后复下之。（93）

太阳病，医发汗，遂发热恶寒，因复下之，心下痞，表里俱虚，阴阳气并竭，无阳则阴独，复加烧针，因胸烦，面色青黄，肤瞤者，难治；今色微黄，手足温者，易愈。（153）

太阳病，外证未除，而数下之，遂协热而利，利下不止，心下痞鞕，表里不解者，桂枝人参汤主之。（163）

### 桂枝人参汤方

桂枝（四两，别切）　　　　甘草（四两，炙）

白术（三两）　　　　　　　人参（三两）

干姜（三两）

上五味，以水九升，先煮四味，取五升，内桂，更煮取三升，去滓，温服一升，日再夜一服。

## 【解读】

"表"、"外"出现在甲骨文中，而"里"、"内"则始见于西周金文。且"里"和"裏"原本是两个不同的字，意义不相同，也不相近。"里"是含义字，始见于西周金文，古字形从田从土。本意是居住之地，引申泛指人群聚居的地方。里也是古代地方行政组织，引申指街坊。里又是长度单位，上古时一里等于三百步。"裏"亦见于西周金文，从衣里声，本义指衣服内部，与"表"相对。"裏"后来简化为"里"字。故以"表里"、"内外"分析病位及治法应在西周以后。

　　由于中工、下工的诊疗水平有限，在治疗疾病过程中发生了误治，从而出现了一些病情变化。如34条"太阳病，桂枝证，医反下之"、43条"太阳病，下之微喘者，表未解故也"、61条"下之后，复发汗，昼日烦躁不得眠"、93条"太阳病，先下而不愈，因复发汗"、153条"太阳病，医发汗，遂发热恶寒，因复下之"、163条"太阳病，外证未除，而数下之"这些条文均是误治。因为误治，从而出现了"利下不止"、"胁下痛"、"心下痞硬"等病情变化。

　　上工在治疗、总结上述误治病例时，逐渐认识到疾病的自身传变，即由表入里的传变。随着医生经验的积累、医疗理论的不断完善和脉学的进步，进而"表里"的意义也日益丰富，并逐渐演变成由外（经络）至里（脏腑）的传变，再到六经传变（经络→经络→脏腑的传变）。对"逐日施方篇"、"脉证并治篇"及"之为病篇"产生了深远的影响。迨至东汉"伤寒论篇"引入了半表半里的辨证观念，丰富了辨证论治的理论体系。同时也为后世八纲辨证奠定了基础，并进而成为其中的一对纲领。

# 第三集　逐日施方篇

太阳病，项背强几几（shū），无汗恶风，葛根汤主之。（31）

**葛根汤方**

葛根（四两）　　　　　　麻黄（三两，去节）

桂枝（二两，去皮）　　　生姜（三两，切）

甘草（二两，炙）　　　　芍药（二两）

大枣（十二枚，擘）

上七味，以水一斗，先煮麻黄、葛根，减二升，去白沫，内诸药，煮取三升，去滓，温服一升，覆取微似汗，余如桂枝法将息及禁忌。诸汤皆仿此。

太阳病，项背强几几，反汗出恶风者，桂枝加葛根汤主之。（14）

**桂枝加葛根汤方**

葛根（四两）　　　　　　麻黄（三两，去节）

芍药（二两）　　　　　　生姜（三两，切）

甘草（二两，炙）　　　　大枣（十二枚，擘）

桂枝（二两，去皮）

上七味，以水一斗，先煮麻黄、葛根，减二升，去上沫，内诸药，煮取三升，去滓。温服一升，覆取微似汗，不须啜粥，余如桂枝法将息及禁忌。

太阳中风，脉浮紧，发热恶寒，身疼痛，不汗出而烦躁者，大青龙汤主之。若脉微弱，汗出恶风者，不可服之。服之则厥逆，筋惕肉瞤，此为逆也。（38）

**大青龙汤方**

麻黄（六两，去节）　　　桂枝（二两，去皮）

甘草（二两，炙）　　　　杏仁（四十枚，去皮尖）

生姜（三两，切）　　　　大枣（十枚，擘）

石膏（如鸡子大，碎）

上七味，以水九升，先煮麻黄，减二升，去上沫，内诸药，煮取三升，去滓，温服一升，取微似汗。汗出多者，温粉粉之。一服汗者，停后服。若复服，汗多亡阳，遂（一作逆）虚，恶风烦躁，不得眠也。

凡厥者，阴阳气不相顺接，便为厥。厥者，手足逆冷者是也。（337）

脉浮而紧，而复下之，紧反入里，则作痞，按之自濡，但

气痞耳。（151）

心下痞，按之濡，其脉关上浮者，大黄黄连泻心汤主之。
（154）

**大黄黄连泻心汤方**

大黄（二两）　　　　黄连（一两）

上二味，以麻沸汤二升渍之，须臾绞去滓，分温再服。

心下痞，而复恶寒汗出者，附子泻心汤主之。（155）

**附子泻心汤方**

大黄（二两）　　　　黄连（一两）

黄芩（一两）　　　　附子（一枚，炮，去皮，破，别煮取汁）

上四味，切三味，以麻沸汤二升渍之，须臾绞去滓，内附子汁，分温再服。

本以下之，故心下痞，与泻心汤。痞不解，其人渴而口燥烦，小便不利者，五苓散主之。（156）

太阳病，发汗后，大汗出，胃中干，烦躁不得眠，欲得饮水者，少少与饮之，令胃气和则愈。若脉浮，小便不利，微热消渴者，五苓散主之。（71）

**五苓散方**

猪苓（十八铢，去皮）　　　　泽泻（一两六铢）

白术（十八铢）　　　　　　　茯苓（十八铢）

桂枝（半两，去皮）

上五味，捣为散，以白饮和服方寸匕，日三服，多饮暖水，汗出愈，如法将息。

太阳病，小便利者，以饮水多，必心下悸；小便少者，必苦里急也。（127）

太阳病，发汗，遂漏不止，其人恶风，小便难，四肢微急，难以屈伸者，桂枝加附子汤主之。（20）

**桂枝加附子汤方**

桂枝（三两，去皮）　　　　　芍药（三两）

甘草（三两，炙）　　　　　　生姜（三两，切）

大枣（十二枚，擘）　　　　　附子（一枚，炮，去皮，破八片）

上六味，以水七升，煮取三升，去滓，温服一升。本云桂枝汤，今加附子，将息如前法。

发汗后，身疼痛，脉沉迟者，桂枝加芍药生姜各一两人参三两新加汤主之。（62）

**桂枝加芍药生姜各一两人参三两新加汤方**

桂枝（三两，去皮）　　　　　芍药（四两）

甘草（二两，炙）　　　　　　人参（三两）

大枣（十二枚，擘）　　　　　生姜（四两）

上六味，以水一斗二升，煮取三升，去滓，温服一升。本云桂枝汤，今加芍药、生姜、人参。

脉浮而迟，表热里寒，下利清谷者，四逆汤主之。（225）

**四逆汤方**

甘草（二两，炙）　　　　　　干姜（一两半）

附子（一枚，生用，去皮，破八片）

上三味，以水三升，煮取一升二合，去滓，分温再服。强人可大附子一枚，干姜三两。

发汗过多，其人叉手自冒心，心下悸，欲得按者，桂枝甘草汤主之。（64）

**桂枝甘草汤方**

桂枝（四两，去皮）　　　　　甘草（二两，炙）

上二味，以水三升，煮取一升，去滓，顿服。

发汗后，其人脐下悸者，欲作奔豚，茯苓桂枝甘草大枣汤主之。（65）

**茯苓桂枝甘草大枣汤方**

茯苓（半斤）　　　　　　　　桂枝（四两，去皮）

甘草（二两，炙）　　　　　　大枣（十五枚，擘）

上四味，以甘澜水一斗，先煮茯苓，减二升，内诸药，煮取三升，去滓，温服一升，日三服。

作甘澜水法：取水二斗，置大盆内，以杓扬之，水上有珠子五六千颗相逐，取用之。

发汗后，脐下悸者，欲作奔豚，茯苓桂枝甘草大枣汤主之。（八、4）

发汗后，腹胀满者，厚朴生姜半夏甘草人参汤主之。（66）

**厚朴生姜半夏甘草人参汤方**

厚朴（半斤，炙，去皮）　　　生姜（半斤，切）

半夏（半升，洗）　　　　　　甘草（二两，炙）

人参（一两）

上五味，以水一斗，煮取三升，去滓，温服一升，日三服。

发汗，病不解，反恶寒者，虚故也，芍药甘草附子汤主

之。（68）

> **芍药甘草附子汤方**
>
> 芍药、甘草（各三两，炙）　　附子（一枚，炮，去皮，破八片）
>
> 上三味，以水五升，煮取一升五合，去滓，分温三服。

太阳病，下之后，脉促（一作纵）胸满者，桂枝去芍药汤主之。（21）

> **桂枝去芍药汤方**
>
> 桂枝（三两，去皮）　　　　甘草（二两，炙）
>
> 生姜（三两，切）　　　　　大枣（十二枚，擘）
>
> 上四味，以水七升，煮取三升，去滓，温服一升。本云桂枝汤今去芍药。将息如前法。

若微寒者，桂枝去芍药加附子汤主之。（22）

> **桂枝去芍药加附子汤方**
>
> 桂枝（三两，去皮）　　　　甘草（二两，炙）
>
> 生姜（三两，切）　　　　　大枣（十二枚，擘）
>
> 附子（一枚，炮，去皮，破八片）
>
> 上五味，以水七升，煮取三升，去滓，温服一升。本云桂枝汤，今去芍药，加附子。将息如前法。

太阳病二日，反躁，凡熨其背，而大汗出，大热入胃（一作二日内，烧瓦熨背，大汗出，火气入胃），胃中水竭，躁烦，必发谵语。十余日，振栗，自下利者，此为欲解也。故其汗从腰以下不得汗，欲小便不得，反呕，欲失溲，足下恶风，大便鞕，小便当数，而反不数及不多，大便已，头卓然而痛，其人足心必热，谷气下流故也。（110）

太阳病中风，以火劫发汗，邪风被火热，血气流溢，失其常度。两阳相熏灼，其身发黄。阳盛则欲衄，阴虚小便难。阴阳俱虚竭，身体则枯燥，但头汗出，剂颈而还，腹满微喘，口干咽烂，或不大便，久则谵语，甚者至哕，手足躁扰，捻衣摸床。小便利者，其人可治。（111）

太阳病三日，发汗不解，蒸蒸发热者，属胃也，调胃承气汤主之。（248）

发汗，若下之，病仍不解，烦躁者，茯苓四逆汤主之。（69）

**茯苓四逆汤方**

茯苓（四两）　　　　　　　人参（一两）

附子（一枚，生用，去皮，破八片）

甘草（二两，炙）　　　　　干姜（一两半）

上五味，以水五升，煮取三升，去滓，温服七合，日二服。

发汗若下之而烦热，胸中窒者，栀子豉汤主之。（77）

### 栀子豉汤方

栀子（擘，十四个）　　　　　香豉（绵裹，四合）

上二味，以水四升，先煮栀子，得二升半，内豉，煮取一升半，去滓，分为二服，温进一服，得吐者，止后服。

凡用栀子汤，病人旧微溏者，不可与服之。（81）

大汗，若大下利，而厥冷者，四逆汤主之。（354）

太阳病，重发汗而复下之，不大便五六日，舌上燥而渴，日晡所小有潮热（一云日晡所发，心胸大烦），从心下至少腹鞕满而痛不可近者，大陷胸汤主之。（137）

### 大陷胸汤方

大黄（去皮，10克）　　　　　芒硝（10克）

甘遂（10克）

上三味，以水六升，先煮大黄，取二升，去滓，内芒硝，煮一二沸，内甘遂末，温服一升。得快利，止后服(现代用法：水煎，溶芒硝，冲甘遂末服)。

小结胸病，正在心下，按之则痛，脉浮滑者，小陷胸汤主之。（138）

**小陷胸汤方**

黄连（一两）　　　　　　　半夏（半升，洗）

栝楼实（大者一枚）

上三味，以水六升，先煮栝楼，取三升，去滓，内诸药，煮取二升，去滓，分温三服。

太阳病六七日，表证仍在，脉微而沉，反不结胸，其人发狂者，以热在下焦，少腹当鞕满，小便自利者，下血乃愈。所以然者，以太阳随经，瘀热在里故也。抵当汤主之。（124）

**抵当汤方**

水蛭（三十个，熬）　　　　　虻虫（三十个，去翅足，熬）

桃仁（二十个，去皮尖）　　　大黄（三两，酒洗）

上四味，以水五升，煮取三升，去滓，温服一升，不下，更服。

中风发热，六七日不解而烦，有表里证，渴欲饮水，水入则吐者，名曰水逆，五苓散主之。（74）

太阳病，脉浮紧，无汗，发热，身疼痛，八九日不解，表证仍在，此当发其汗。服药已微除，其人发烦目瞑，剧者必衄，衄乃解。所以然者，阳气重故也。麻黄汤主之。（46）

少阴病，始得之，反发热脉沉者，麻黄细辛附子汤主之。

（301）

---

**麻黄细辛附子汤方**

麻黄（二两，去节）　　　　　　　细辛（二两）

附子（一枚，炮，去皮，破八片）

上三味，以水一斗，先煮麻黄，减二升，去上沫，内诸药，煮取三升，去滓，温服一升，日三服。

---

少阴病，得之一二日，口中和，其背恶寒者，当灸之，附子汤主之。（304）

---

**附子汤方**

附子（二枚，炮，去皮，破八片）　茯苓（三两）

人参（二两）　　　　　　　　　　白术（四两）

芍药（三两）

上五味，以水八升，煮取三升，去滓，温服一升，日三服。

---

少阴病，得之二三日，麻黄附子甘草汤，微发汗。以二三日无证，故微发汗也。（302）

---

**麻黄附子甘草汤方**

麻黄（二两，去节）　　　　　　　甘草（二两，炙）

附子（一枚，炮，去皮，破八片）

---

上三味，以水七升，先煮麻黄一两沸，去上沫，内诸药，煮取三升，去滓，温服一升，日三服。

少阴病，得之二三日以上，心中烦，不得卧，黄连阿胶汤主之。（303）

**黄连阿胶汤方**

黄连（四两）　　　　　黄芩（二两）

芍药（二两）　　　　　鸡子黄（二枚）

阿胶（三两，一云三挺）

上五味，以水六升，先煮三物，取二升，去滓，内胶烊尽，小冷，内鸡子黄，搅令相得，温服七合，日三服。

少阴病，二三日至四五日腹痛，小便不利，下利不止，便脓血者，桃花汤主之。（307）

少阴病，下利便脓血者，可刺。（308）

少阴病，二三日不已，至四五日，腹痛，小便不利，四肢沉重疼痛，自下利者，此为有水气。其人或咳，或小便利，或下利，或呕者，真武汤主之。（316）

**真武汤方**

茯苓（三两）　　　　　芍药（三两）

白术（二两）　　　　　生姜（三两，切）

附子（一枚，炮，去皮，破八片）

上五味，以水八升，煮取三升，去滓，温服七合，日三服。若咳者，加五味子半升，细辛一两，干姜一两；若小便利者，去茯苓；若下利者，去芍药，加干姜二两；若呕者，去附子，加生姜，足前为半斤。

少阴病，下利六七日，咳而呕渴，心烦不得眠者，猪苓汤主之。（319）

**猪苓汤方**

猪苓（去皮）　　　茯苓 阿胶 泽泻 滑石（各一两）

上五味，以水四升，先煮四物，取二升，去滓，内阿胶烊尽，温服七合，日三服。

少阴病，六七日，息高者死。（299）

【解读】

逐日施方是取"伤寒之病，逐日深浅，以施方治"之意，此语出自《伤寒论·伤寒例》，是对晋代以前治疗伤寒的一种辨证方法的总结。

在"病论篇"中有"病有发热恶寒者，发于阳也；无热恶寒者，发于阴也"之语。此句即为根据症状对阴阳发病的总结。阳最早见于甲骨文，其本义是山南水北，朝向阳光的地方，一说本义是指高处见到光明的地方，后引申为日光、日头的意思。阴最早见于金文，原属形声字，从阜从侌。其本义为山的北面，水的南面，阳光照不到的地方。《汉字简化方案》用与"日"相对的"月"，代替繁体字中的"侌"，变成了会意字。甲骨文中见"昜"、"阳"，而未见"侌"、"阴"。至西周所写的金文中则"昜"、"阳"、"阴"俱见。那时可能将"日疾"称为"阳疾"，将"月疾"称为"阴疾"。

《周礼·天官》记载，当时的宫廷医生分为食医、疾医、疡医、兽医四种，并设置医政机构来考核医生的政绩。由此可见西周时期医疗系统已比较完备，但未见同一时期的医疗典籍，这与当时医疗水平不符。此种辨证方法大概形成在西周时期，应是后世将"阳疾"、"阴疾"改头换面，隐于此篇中，惜无从考也。

在临床应用时本篇应与"古经篇"、"表里篇"互参，本篇虽云逐日施方，但仍未脱离阴阳两纲。在疾病第一日既可有阳疾（太阳病），也可有阴疾（少阴病）。脉象浮者为阳疾，可用桂枝汤、麻黄汤、大青龙汤治之；脉象沉者为阴疾，可用麻黄细辛附子汤治之。在疾病第二日多为经治疗后，出现的一些其他症状，如 "太阳病，发汗，遂漏不止，其人恶风，小便难，四肢微急，难以屈伸者"、"发汗后，身疼痛，脉沉

迟者"、"发汗过多，其人叉手自冒心，心下悸欲得按者"、
"发汗后，其人脐下悸者，欲作奔豚"、"发汗后，腹胀满
者"、"发汗，病不解，反恶寒者"、"太阳病，下之后，
脉促胸满者"等等。在疾病第二日以后，文中记述详实，多可
按逐日施方论治。

本篇传变规律为表（体表）—里（脏腑）传变，细读本篇
条文，所涉及脏腑为心与胃。如"心下痞"、"心下悸"、
"叉手自冒心"、"心中烦"、"心烦不得眠"、"胃中
干"、"大热入胃，胃中水竭"。"心"最早见于商代甲骨
文，其字象形是心脏的冠状剖面；"胃"最早见于西周金文，
属于象形兼会意字。可见在西周时期便对脏腑有了一定认识。
到了北宋时期，人体解剖学得到了空前的发展，曾先后进行过
两次大规模的尸体解剖活动，不但积累了更多的人体解剖知
识，而且绘制了两部人体解剖图谱——《欧希范五脏图》和
《存真图》。随着经络的应用逐渐代替了脏腑，中医解剖学
也日渐衰落。虽然在124条中提到"太阳随经"一词，但是从
"所以然者，以太阳随经，瘀热在里故也。抵当汤主之"这句
话可知，此句很有可能为后人注解。由此可见脏腑传变早于经
络传变。

本篇疾病传变比较迅速，从"逐日深浅"中，可见疾病每
日都有变化，且变化较为迅速，与后世所谓"温邪传变最速"

相同。逐日施方辨证体系一直影响后世医家，如华佗、王叔和等均有论述。《备急千金要方·伤寒例》云"华佗曰：夫伤寒始得一日在皮，当摩膏火灸之即愈。若不解者，二日在肤，可根据法针，服解肌散发汗，汗出即愈。若不解，至三日在肌，复一发汗即愈。若不解者，止勿复发汗也。至四日在胸，宜服藜芦丸，微吐之则愈。若病困，藜芦丸不能吐者，服小豆瓜蒂散，吐之则愈也。视病尚未醒，醒者，复一法针之。五日在腹，六日入胃，入胃乃可下也。"又云"王叔和曰：夫伤寒病者，起自风寒，入于腠理，与精气分争，营卫痞隔，周行不通，病一日至二日，气在孔窍皮肤之间，故病者头痛恶寒，腰背强重，此邪气在表，发汗则愈。三日以上气浮在上部，填塞胸心，故头痛胸中满，当吐之则愈。五日以上气沉结在脏，故腹胀身重，骨节烦疼，当下之则愈。"但临床上，有些医家对逐日施方理解比较机械，未能完全应对临床中复杂多变的疾病，缺乏随证施方的灵动性。即《备急千金要方·伤寒例》所说"今世人得伤寒，或始不早治，或治不主病，或日数久淹困乃告师。师苟根据方次第而疗则不中病，皆宜临时消息制方，乃有效耳"。故逐日施方至唐朝以后则少有论述，宋朝以后则逐渐被六经辨证体系所取代。

# 第四集　脉证并治篇

太阳病脉浮（《千金翼方》）

脉浮者，病在表，可发汗，宜麻黄汤。（51）

脉浮而数者，可发汗，宜麻黄汤。（52）

脉浮数者，法当汗出而愈。若下之，身重心悸者，不可发汗，当自汗出乃解。所以然者，尺中脉微，此里虚，须表里实，津液自和，便自汗出愈。（49）

脉浮紧者，法当身疼痛，宜以汗解之。假令尺中迟者，不可发汗。何以知然？以荣气不足，血少故也。（50）

脉浮而芤，浮为阳，芤为阴，浮芤相搏，胃气生热，其阳则绝。（246）

太阳病，发热，汗出者，此为荣弱卫强，故使汗出，欲救邪风者，宜桂枝汤。（95）

太阳病，外证未解，脉浮弱者，当以汗解，宜桂枝汤。（42）

**桂枝汤方**

桂枝（三两，去皮）　　　　芍药（三两）

生姜（三两，切）　　　　　甘草（二两，炙）

大枣（十二枚，擘）

上五味，㕮咀三升，以水七升，微火煮取三升，去滓，适寒温，服一升，服已须臾，啜热稀粥一升余，以助药力。

若酒客病，不可与桂枝汤，得之则呕，以酒客不喜甘故也。（17）

凡服桂枝汤吐者，其后必吐脓血也。（19）

太阳病，外证未解，不可下也，下之为逆，欲解外者，宜桂枝汤。（44）

太阳病，发热恶寒，热多寒少。脉微弱者，此无阳也，不可发汗，宜桂枝二越婢一汤。（27）

**桂枝二越婢一汤方**

桂枝（十八铢，去皮）　　　芍药（十八铢）

麻黄（十八铢）　　　　　　甘草（十八铢，炙）

大枣（四枚，擘）　　　　　生姜（一两二铢，切）

石膏（二十四铢，碎，绵裹）

上七味，以水五升，煮麻黄一二沸，去上沫，内诸药，煮取二升，去滓，温服一升。本云当裁为越婢汤、桂枝汤合之，饮一升。今合为一方，桂枝汤二分，越婢汤一分。

太阳病，脉浮紧，发热，身无汗，自衄者，愈。（47）

太阳病，初服桂枝汤，反烦不解者，先刺风池、风府，却与桂枝汤则愈。（24）

发汗后，不可更行桂枝汤，汗出而喘，无大热者，可与麻黄杏仁甘草石膏汤。（63）

**麻黄杏仁甘草石膏汤方**

麻黄（四两，去节）　　　　　杏仁（五十个，去皮尖）

甘草（二两，炙）　　　　　　石膏（半斤，碎，绵裹）

上四味，以水七升，煮麻黄，减二升，去上沫，内诸药，煮取二升，去滓，温服一升。本云，黄耳杯。

下后不可更行桂枝汤，若汗出而喘，无大热者，可与麻黄杏子甘草石膏汤。（162）

发汗后，恶寒者，虚故也。不恶寒，但热者，实也。当和胃气，与调胃承气汤。（70）

**调胃承气汤方**

芒硝（半升）　　　　　　　　甘草（二两，炙）

大黄（四两，清酒洗）

上三味，切，以水三升，煮二物至一升，去滓，内芒硝，更上微火煮一两沸，温顿服之，以调胃气。

发汗后，烧针令其汗，针处被寒，核起而赤者，必发奔豚，气从少腹上至心，灸其核上各一壮，与桂枝加桂汤主之。
（八、3）。

---

**桂枝加桂汤方**

桂枝（五两）　　　　　　芍药（三两）

甘草（二两，炙）　　　　生姜（三两）

大枣（十二枚）

上五味，以水七升，微火煮取三升，去滓，温服一升。

---

太阳病，先发汗不解，而复下之，脉浮者不愈。浮为在外，而反下之，故令不愈。今脉浮，故在外，当须解外则愈，宜桂枝汤。（45）

服桂枝汤，大汗出，脉洪大者，与桂枝汤，如前法。若形似疟，一日再发者，汗出必解，宜桂枝二麻黄一汤。（25）

---

**桂枝二麻黄一汤方**

桂枝（一两十七铢，去皮）　　芍药（一两六铢）

麻黄（十六铢，去节）　　　　生姜（一两六铢，切）

杏仁（十六个，去皮尖）　　　甘草（一两二铢，炙）

大枣（五枚，擘）

上七味，以水五升，先煮麻黄一二沸，去上沫，内诸药，煮取二升，去滓，温服一升，日再服。本云桂枝汤二分，麻黄汤一分，合为二升，分再服。今合为一方，将息如前法。

---

太阳病，下之后，其气上冲者，可与桂枝汤。方用前法。若不上冲者，不得与之。（15）

下之后，复发汗，必振寒，脉微细。所以然者，以内外俱虚故也。（60）

大下之后，复发汗，小便不利者，亡津液故也。勿治之，得小便利，必自愈。（59）

太阳病三日，已发汗，若吐，若下，若温针，仍不解者，此为坏病，桂枝不中与之也。观其脉证，知犯何逆，随证治之。桂枝本为解肌，若其人脉浮紧，发热汗不出者，不可与之也。常须识此，勿令误也。（16）

太阳病，若吐若下若发汗后，微烦，小便数，大便因鞕者，与小承气汤和之，愈。（250）

太阳病，二三日，不能卧，但欲起，心下必结，脉微弱者，此本有寒分也。反下之，若利止，必作结胸；未止者，四日复下之，此作协热利也。（139）

太阳病，头痛至七日以上自愈者，以行其经尽故也。若欲作再经者，针足阳明，使经不传则愈。（8）

太阳病，得之八九日，如疟状，发热恶寒，热多寒少，其人不呕，清便欲自可，一日二三度发。脉微缓者，为欲愈也；脉微而恶寒者，此阴阳俱虚，不可更发汗、更下、更吐也；面色反有热色者，未欲解也，以其不能得小汗出，身必痒，宜桂

枝麻黄各半汤。（23）

---

**桂枝麻黄各半汤方**

桂枝（一两十六铢，去皮）　　芍药（一两）

生姜（一两，切）　　甘草（一两，炙）

麻黄（一两，去节）　　大枣（四枚，擘）

杏仁（二十四枚，汤浸，去皮尖及二仁者）

上七味，以水五升，先煮麻黄一二沸，去上沫，内诸药，煮取一升八合，去滓，温服六合。本云桂枝汤三合，麻黄汤三合，并为六合，顿服。将息如上法。

---

太阳病，十日以去，脉浮细而嗜卧者，外已解也。设胸满胁痛者，与小柴胡汤。脉但浮者，与麻黄汤。（37）

---

**小柴胡汤方**

柴胡（半斤）　　黄芩（三两）

人参（三两）　　甘草（三两，炙）

生姜（三两，切）　　大枣（十二枚，擘）

半夏（半升，洗）

上七味，以水一斗二升，煮取六升，去滓，再煎取三升，温服一升，日三服。

---

太阳病，过经十余日，反二三下之，后四五日，柴胡证仍

在者，先与小柴胡。呕不止，心下急（一云，呕止小安），郁郁微烦者，为未解也，与大柴胡汤，下之则愈。（103）

**大柴胡汤方**

柴胡（半斤） 黄芩（三两）

芍药（三两） 半夏（半升，洗）

生姜（五两，切） 枳实（四枚，炙）

大枣（十二枚，擘）

上七味，以水一斗二升，煮取六升，去滓再煎，温服一升，日三服。一方加大黄二两。若不加，恐不为大柴胡汤。

太阳病，过经十余日，心下温温欲吐，而胸中痛，大便反溏，腹微满，郁郁微烦。先此时自极吐下者，与调胃承气汤。若不尔者，不可与。但欲呕，胸中痛，微溏者，此非柴胡汤证，以呕故知极吐下也。调胃承气汤。（123）

太阳病未解，脉阴阳俱停（一作微），必先振栗汗出而解，但阳脉微者，先汗出而解，但阴脉微（一作尺脉实）者，下之而解。若欲下之，宜调胃承气汤。（94）

太阳病不解，热结膀胱，其人如狂，血自下，下者愈。其外不解者，尚未可攻，当先解其外；外解已，但少腹急结者，乃可攻之，宜桃核承气汤。（106）

**桃核承气汤方**

桃仁（五十个，去皮尖）　　　　大黄（四两）

桂枝（二两，去皮）　　　　　　甘草（二两，炙）

芒硝（二两）

上五味，以水七升，煮取二升半，去滓，内芒硝，更上火，微沸下火，先食温服五合，日三服，当微利。

阳明病，脉浮，无汗而喘者，发汗则愈，宜麻黄汤。（235）

阳明病，不吐不下，心烦者，可与调胃承气汤。（207）

阳明病，脉迟，汗出多，微恶寒者，表未解也，可发汗，宜桂枝汤。（234）

若汗多，微发热恶寒者，外未解也，其热不潮，未可与承气汤。若腹大满不通者，可与小承气汤，微和胃气，勿令至大泄下。（208下）

**小承气汤方**

大黄（四两）　　　　　　　　厚朴（二两，炙，去皮）

枳实（三枚，大者，炙）

上三味，以水四升，煮取一升二合，去滓，分温二服。初服汤当更衣，不尔者，尽饮之，若更衣者，勿服之。

阳明病，发潮热，大便溏，小便自可，胸胁满不去者，与小柴胡汤。（229）

阳明病，胁下鞕满，不大便而呕，舌上白胎者，可与小柴胡汤。上焦得通，津液得下，胃气因和，身濈然汗出而解。（230）

阳明病，谵语发潮热，脉滑而疾者，小承气汤主之。因与承气汤一升，腹中转气者，更服一升，若不转气者，勿更与之。明日又不大便，脉反微涩者，里虚也，为难治，不可更与承气汤也。（214）

阳明病，谵语有潮热，反不能食者，胃中必有燥屎五六枚也。若能食者，但鞕耳，宜大承气汤下之。（215）

阳明病，潮热，大便微鞕者，可与大承气汤；不鞕者，不可与之。若不大便六七日，恐有燥屎，欲知之法，少与小承气汤，汤入腹中，转失气者，此有燥屎也，乃可攻之。若不转失气者，此但初头鞕，后必溏，不可攻之，攻之必胀满不能食也。欲饮水者，与水则哕。其后发热者，必大便复鞕而少也，以小承气汤和之。不转失气者，慎不可攻也。（209）

阳明病，下之，心中懊憹而烦，胃中有燥屎者，可攻。腹微满，初头鞕，后必溏，不可攻之。若有燥屎者，宜大承气汤。（238）

阳明病，下血谵语者，此为热入血室。但头汗出者，刺期

门，随其实而泻之，濈然汗出则愈。（216）

阳明病，下血谵语者，此为热入血室，但头汗出，当刺期门，随其实而泻之，濈然汗出者愈。（二十二、4）

汗出谵语者，以有燥屎在胃中，此为风也，须下者，过经乃可下之。下之若早，语言必乱，以表虚里实故也。下之愈，宜大承气汤。（217）

大下后，六七日不大便，烦不解，腹满痛者，此有燥屎也。所以然者，本有宿食故也，宜大承气汤。（241）

阳明病，发热汗多者，急下之，宜大承气汤。（253）

发汗不解，腹满痛者，急下之，宜大承气汤。（254）

腹满不减，减不足言，当下之，宜大承气汤。（255）

腹满不减，减不足言，当须下之，宜大承气汤。（十、13）

**大承气汤方**

大黄（四两，酒洗）　　　　厚朴（半斤，去皮，炙）

枳实（五枚，炙）　　　　芒硝（三合）

上四味，以水一斗，先煮二物，取五升，去滓，内大黄，更煮取二升，去滓，内芒硝，更上火微一二沸，分温再服，得下，余勿服。

阳明病，面合色赤，不可攻之。必发热。色黄者，小便不利也。（206）

阳明病，汗出多而渴者，不可与猪苓汤，以汗多胃中燥，猪苓汤复利其小便故也。（224）

阳明病，自汗出，若发汗，小便自利者，此为津液内竭，虽鞕不可攻之，当须自欲大便，宜蜜煎导而通之。若土瓜根及大猪胆汁，皆可为导。（233）

**蜜煎方**

食蜜（七合）

上一味，于铜器内，微火煎，当须凝如饴状，搅之勿令焦著，欲可丸，并手捻作挺，令头锐，大如指，长二寸许。当热时急作，冷则鞕。以内谷道中，以手急抱，欲大便时乃去之。

又大猪胆一枚，泻汁，和少许法醋，以灌谷道内，如一食顷，当大便出宿食恶物，甚效。

少阴病，脉沉者，急温之，宜四逆汤。（323）

少阴病，二三日，咽痛者，可与甘草汤，不差，与桔梗汤。（311）

**甘草汤方**

甘草（二两）

上一味，以水三升，煮取一升半，去滓，温服七合，日二服。

**桔梗汤方**

桔梗 (一两)　　　　　甘草 (二两)

上二味，以水三升，煮取一升，去滓，温分再服。

少阴病，得之二三日，口燥咽干者，急下之，宜大承气汤。（320）

少阴病，自利清水，色纯青，心下必痛，口干燥者，可下之，宜大承气汤。（321）

少阴病，六七日，腹胀不大便者，急下之，宜大承气汤。（322）

少阴病，脉紧，至七八日，自下利，脉暴微，手足反温，脉紧反去者，为欲解也，虽烦下利，必自愈。（287）

少阴病，八九日，一身手足尽热者，以热在膀胱，必便血也。（293）

【解读】

本篇与"逐日施方篇"写法相类，但是内容较"逐日施方篇"详实。将逐日浅深、八纲、传经等熔于一炉，堪称医学之佳作。此篇多用"攻"字，如106条"尚未可攻"、"乃可攻之"，209条"乃可攻之"、"不可攻之"、"慎不可攻也"，238条"可攻"、"不可攻之"等。考"攻"字始见于春秋金文，墨子（约前468—前376）在政治上，提出了"兼爱"、"非攻"、"尚贤"等。而书或文章被称为"经"，亦是在春秋末战国时期，如《淮南子·本经》云"经，书也"。后来"经"的范围被缩小，把典范著作及宗教典籍尊称为"经"。《论衡·量知》曰："裁竹为简，破以为牒，加笔墨之迹乃成文字，大者为经，小者为传记。"此时的《汤液》极有可能再加增补润色之后被称为《汤液经》，惜《汤液经》原本已失传，或与此篇有着千丝万缕的联系。

在春秋战国时期传染病病名不统一，如"阳疾"、"阳病"、"阴疾"、"阴病"、"热病"、"伤寒"等。此篇中的"太阳病"在当时可能被称为"阳疾"或是"阳病"；"少阴病"在当时可能被称为"阴疾"或者"阴病"。如《史记·扁鹊仓公列传》中有"论曰：'阳疾处内，阴形应外者，不加悍药及镵石'"。又如《金匮要略·脏腑经络先后病篇》中有"阳病十八，何谓也？"、"阴病十八，何谓也？"。又如《素问·热论篇》中有"今夫热病者，皆伤寒之类也"。

本篇与"逐日施方篇"相比，对脉学的认识更为丰富，将浮脉细分为浮数脉、浮紧脉、浮弱脉、芤脉等多种脉象；辨证方法更为完善，如51条"病在表"、49条"此里虚，须表里实"、246条"浮为阳，芤为阴"、106条"热结膀胱"，虽称为脉证，未明确提出八纲，但是已初具雏形；对疾病复杂性的认识更为深刻，已经认识到合病，如36条"太阳与阳明合病"；认识到疾病传变的范围更为广泛，如"逐日施方篇"中248条"太阳病三日，发汗不解，蒸蒸发热者，属胃也，调胃承气汤主之"，认为太阳病三日才可传入胃，而本篇70条"发汗后，恶寒者，虚故也。不恶寒，但热者，实也。当和胃气，与调胃承气汤"，认为太阳病第二日即可传入阳明。本篇16条也明确提出"观其脉证，知犯何逆，随证治之"的思想，改进了"逐日施方篇"传变缺乏灵活性的弊端；治疗疾病方法更为多样，不仅增加了温针、烧针、灸等治疗手段，方剂中还出现了合方，如27条"桂枝二越婢一汤"、25条"桂枝二麻黄一汤"、23条"桂枝麻黄各半汤"。本篇虽仍含有"逐日施方篇"之思想，但从各个方面分析，已经比"逐日施方篇"大有进步。

本篇传变规律仍为表（表阳、表阴）—里（里热）传变，表阳即太阳，表阴即少阴；里热即阳明里热。条文中虽未明确写出太阳、少阴传阳明，但分析94条"太阳病未解，脉阴阳俱停……先汗出而解，但阴脉微者，下之而解。若欲下之，宜调胃承气汤"可知病邪在太阳不解，传至阳明入里化热；由320条"少阴病，得之二三日，口燥咽干者，急下之，宜大承气汤"可知病邪在少阴已传至阳明入里化热。再分析本篇94条至241条中调胃承气汤至小柴胡汤至小承气汤至大承气汤，可知少阳还未脱离阳明，而存在于阳明病中。

# 第五集 病论篇（上篇）

夫人禀五常，因风气而生长，风气虽能生万物，亦能害万物，如水能浮舟，亦能覆舟。若五脏元真通畅，人即安和。客气邪风，中人多死。千般疢难，不越三条：一者，经络受邪，入脏腑，为内所因也；二者，四肢九窍，血脉相传，壅塞不通，为外皮肤所中也；三者，房室、金刃、虫兽所伤。以此详之，病由都尽。

若人能养慎，不令邪风干忤经络，适中经络，未流传脏腑，即医治之，四肢才觉重滞，即导引、吐纳、针灸、膏摩，勿令九窍闭塞；更能无犯王法、禽兽灾伤，房室勿令竭乏，服食节其冷热苦酸辛甘，不遗形体有衰，病则无由入其腠理。腠者，是三焦通会元真之处，为血气所注；理者，是皮肤脏腑之纹理也。（一、2）

夫病痼疾加以卒病，当先治其卒病，后乃治其痼疾也。（一、15）

夫诸病在脏，欲攻之，当随其所得而攻之，如渴者，与猪

苓汤。余皆仿此。（一、17）

病有发热恶寒者，发于阳也；无热恶寒者，发于阴也。发于阳，七日愈；发于阴，六日愈。以阳数七，阴数六故也。（7）

病人身大热，反欲得衣者，热在皮肤，寒在骨髓也。身大寒反不欲近衣者，寒在皮肤，热在骨髓也。（11）

# 第六集　病论篇（下篇）

病人脏无他病，时发热，自汗出，而不愈者，此卫气不和也。先其时发汗则愈，宜桂枝汤。（54）

病常自汗出者，此为荣气和，荣气和者，外不谐，以卫气不共荣气谐和故尔。以荣行脉中，卫行脉外。复发其汗，荣卫和则愈。宜桂枝汤。（53）

病发热，头痛，脉反沉，若不差，身体疼痛，当救其里，宜四逆汤。（92）

**四逆汤方**

甘草（二两，炙）　　　　　　干姜（一两半）

附子（一枚，生用，去皮，破八片）

上三味，以水三升，煮取一升二合，去滓，分温再服。强人可大附子一枚，干姜三两。

病如桂枝证，头不痛，项不强，寸脉微浮，胸中痞鞕，气上冲喉咽，不得息者，此为胸有寒也。当吐之，宜瓜蒂散。

（166）

---

**瓜蒂散方**

瓜蒂（一分，熬黄）　　　　赤小豆（一分）

上二味，各别捣筛，为散已，合治之，取一钱匕，以香豉一合，用热汤七合，煮作稀糜，去滓，取汁和散，温顿服之。不吐者，少少加，得快吐乃止。诸亡血虚家，不可与瓜蒂散。

---

形作伤寒，其脉不弦紧而弱。弱者必渴，被火必谵语。弱者发热脉浮，解之当汗出愈。（113）

伤寒脉浮，自汗出，小便数，心烦，微恶寒，脚挛急，反与桂枝，欲攻其表，此误也，得之便厥。咽中干，烦躁，吐逆者，作甘草干姜汤与之，以复其阳。若厥愈足温者，更作芍药甘草汤与之，其脚即伸。若胃气不和谵语者，少与调胃承气汤。若重发汗，复加烧针者，四逆汤主之。（29）

---

**甘草干姜汤方**

甘草（四两，炙）　　　　干姜（二两）

上二味，以水三升，煮取一升五合，去滓，分温再服。

---

**芍药甘草汤方**

白芍药（四两）　　　　甘草（四两，炙）

上二味，以水三升，煮取一升五合，去滓，分温再服。

病历节不可屈伸，疼痛，乌头汤主之。（五、10）

乌头汤方 治脚气疼痛，不可屈伸。

**乌头汤方**

麻黄 芍药 黄芪（各三两）　　　　　　甘草（三两，炙）

川乌（五枚，㕮咀，以蜜二升，煎取一升，即出乌头）

上五味，㕮咀四味，以水三升，煮取一升，去滓，内蜜煎中，更煎之，服七合。不知，尽服之。

矾石汤 治脚气冲心。

**矾石汤方**

矾石（二两）

上一味，以浆水一斗五升，煎三五沸，浸脚良。

病者身热足寒，颈项强急，恶寒，时头热，面赤，目赤，独头动摇，卒口噤，背反张者，痉病也。若发其汗者，寒湿相得，其表益虚，即恶寒甚。发其汗已，其脉如蛇。（一云其脉浛）（二、7）

暴腹胀大者，为欲解，脉如故，反伏弦者，痉。（二、8）

夫痉脉，按之紧如弦，直上下行。（一作筑筑而弦，《脉

经》云：痉家其脉伏坚，直上下）（二、9）

痉病有灸疮，难治。（二、10）

病者一身尽疼，发热，日晡所剧者，名风湿。此病伤于汗出当风，或久伤取冷所致也。可与麻黄杏仁薏苡甘草汤。（二、21）

### 麻黄杏仁薏苡甘草汤方

麻黄（半两，去节，汤泡）　　甘草（一两，炙）

薏苡仁（半两）　　杏仁（十个，去皮尖，炒）

上锉麻豆大，每服四钱匕，水盏半，煮八分，去滓，温服，有微汗，避风。

病发于阳，而反下之，热入因作结胸；病发于阴，而反下之，因作痞也。所以成结胸者，以下之太早故也。结胸者，项亦强，如柔痉状，下之则和，宜大陷胸丸。（131）

### 大陷胸丸方

大黄（半斤）　　葶苈子（半升，熬）

芒硝（半升）　　杏仁（半升，去皮尖，熬黑）

上四味，捣筛二味，内杏仁芒硝，合研如脂，和散，取如弹丸一枚，别捣甘遂末一钱匕、白蜜二合、水二升，煮取一升，温顿服之，一宿乃下，如不下，更服，取下为效，禁如药法。

结胸证，其脉浮大者，不可下，下之则死。（132）

结胸证悉具，烦躁者亦死。（133）

病在阳，应以汗解之，反以冷水潠之，若灌之，其热被劫不得去，弥更益烦，肉上粟起，意欲饮水，反不渴者，服文蛤散；若不差者，与五苓散；寒实结胸，无热证者，与三物小陷胸汤，白散亦可服。（141）

### 文蛤散方

文蛤（五两）

上一味为散，以沸汤和一方寸匕服，汤用五合。

### 五苓散方

| 猪苓（十八铢，去黑皮） | 白术（十八铢） |
| 泽泻（一两六铢） | 茯苓（十八铢） |
| 桂枝（半两，去皮） | |

上五味捣为散，以白饮和方寸匕服之，日三服，多饮暖水，汗出愈。如法将息。

### 白散方

| 桔梗（三分） | 巴豆（一分，去皮心，熬黑研如脂） |
| 贝母（三分） | |

上三味为散，内巴豆，更于臼中杵之，以白饮和服，强人半钱匕，赢者减之。病在膈上必吐，在膈下必利。不利，进热粥一杯，利过不止，进冷粥一杯。身热皮粟不解，欲引衣自覆；若以水潠之洗之，益令热却不得出，当汗而不汗则烦。假令汗出已，腹中痛，与芍药三两如上法。

未持脉时，病人手叉自冒心，师因教试令咳而不咳者，此必两耳聋无闻也。所以然者，以重发汗，虚，故如此。发汗后，饮水多必喘，以水灌之亦喘。（75）

得病二三日，脉弱，无太阳柴胡证，烦躁，心下鞭，至四五日，虽能食，以小承气汤，少少与，微和之，令小安，至六日，与承气汤一升。若不大便六七日，小便少者，虽不受食（一云不大便），但初头鞭，后必溏，未定成鞭，攻之必溏，须小便利，屎定鞭，乃可攻之，宜大承气汤。（251）

病人烦热，汗出则解，又如疟状，日晡所发热者，属阳明也。脉实者，宜下之，脉浮虚者，宜发汗。下之与大承气汤，发汗宜桂枝汤。（240）

得病六七日，脉迟浮弱，恶风寒，手足温，医二三下之，不能食而胁下满痛，面目及身黄，颈项强，小便难者，与柴胡汤，后必下重。本渴饮水而呕者，柴胡汤不中与也，食谷者哕。（98）

病人小便不利，大便乍难乍易，时有微热，喘冒（一作怫郁）不能卧者，有燥屎也，宜大承气汤。（242）

病人不大便五六日，绕脐痛，烦躁，发作有时者，此有燥屎，故使不大便也。（239）

病解能食，七八日更发热者，此为胃实，大承气汤主之。（二十一、3）

二阳并病，太阳初得病时，发其汗，汗先出不彻，因转属阳明，续自微汗出，不恶寒。若太阳病证不罢者，不可下，下之为逆，如此可小发汗。设面色缘缘正赤者，阳气怫郁在表，当解之熏之。若发汗不彻，不足言，阳气怫郁不得越，当汗不汗，其人躁烦，不知痛处，乍在腹中，乍在四肢，按之不可得，其人短气，但坐以汗出不彻故也，更发汗则愈。何以知汗出不彻？以脉涩故知也。（48）

二阳并病，太阳证罢，但发潮热，手足漐漐汗出，大便难而谵语者，下之则愈，宜大承气汤。（220）

阳明证，其人喜忘者，必有蓄血。所以然者，本有久瘀血，故令喜忘。屎虽鞕，大便反易，其色必黑者，宜抵当汤下之。（237）

**抵当汤方**

水蛭（三十个，熬）　　　虻虫（三十个，去翅足，熬）

大黄（三两，酒洗）　　　桃仁（二十个，去皮尖）

上四味，以水五升，煮取三升，去滓，温服一升，不下更服。

病人无表里证，发热七八日，虽脉浮数者，可下之。假令已下，脉数不解，合热则消谷喜饥，至六七日不大便者，有瘀血，宜抵当汤。（257）

若脉数不解，而下不止，必协热便脓血也。（258）

病人胸满，唇痿舌青，口燥，但欲漱水，不欲咽，无寒热，脉微大来迟，腹不满，其人言我满，为有瘀血。（十六、10）

病人欲吐者，不可下之。（十七、6）

病人胸中似喘不喘，似呕不呕，似哕不哕，彻心中愦愦然无奈者，生姜半夏汤主之。（十七、21）

**生姜半夏汤方**

半夏（半斤）　　　　　　　生姜汁（一升）

上二味，以水三升，煮半夏，取二升，内生姜汁，煮取一升半，小冷，分四服，日三夜一服。止，停后服。

病者如热状，烦满，口干燥而渴，其脉反无热，此为阴状，是瘀血也，当下之。（十六、11）

病腹满，发热十日，脉浮而数，饮食如故，厚朴七物汤主之。（十、9）

**厚朴七物汤方**

厚朴（半斤）　　　　　甘草 大黄（各三两）

大枣（十枚）　　　　　枳实（五枚）

桂枝（二两）　　　　　生姜（五两）

上七味，以水一斗，煮取四升，温服八合，日三服。呕者加半夏五合；下利去大黄；寒多者加生姜至半斤。

病胁下素有痞，连在脐旁，痛引少腹，入阴筋者，此名脏结，死。（167）

病人脉阴阳俱紧，反汗出者，亡阳也。此属少阴，法当咽痛而复吐利。（283）

病人有寒，复发汗，胃中冷，必吐蛔。（一作逆）（89）

病人脉数，数为热，当消谷引食，而反吐者，此以发汗，令阳气微，膈气虚，脉乃数也。数为客热，不能消谷，以胃中虚冷，故吐也。（122）

病者手足厥冷，言我不结胸，小腹满，按之痛者，此冷结在膀胱关元也。（340）

病人手足厥冷，脉乍紧者，邪结在胸中，心下满而烦，饥不能食者，病在胸中，当须吐之，宜瓜蒂散。（355）

若其人内有久寒者，宜当归四逆加吴茱萸生姜汤。（352）

**当归四逆加吴茱萸生姜汤方**

当归（三两）　　　　　芍药（三两）

甘草（二两，炙）　　　通草（二两）

桂枝（三两，去皮）　　细辛（三两）

生姜（半斤，切）　　　吴茱萸（二升）

大枣（二十五枚，擘）

上九味，以水六升，清酒六升，和煮取五升，去滓，温分五服。（一方，水酒各四升。）

凡病若发汗、若吐、若下、若亡血、亡津液、阴阳自和者，必自愈。（58）

大病差后，喜唾，久不了了，胸上有寒，当以丸药温之，宜理中丸。（396）

**理中丸方**

人参（三两）　　　　　白术（三两）

甘草（三两，炙）　　　干姜（三两）

上四味，捣筛，蜜和为丸，如鸡子黄许大，以沸汤数合，和一丸，研碎，温服之。

病人脉已解，而日暮微烦，以病新差，人强与谷，脾胃气尚弱，不能消谷，故令微烦，损谷则愈。（398）

病者脉数，无热微烦，默默但欲卧，汗出，初得之三四日，目赤如鸠眼；七八日，目四眦（一本此有黄字）黑。若能食者，脓已成也，赤小豆当归散主之。（三、13）

**赤小豆当归散方**

赤小豆（三升，浸，令芽出，曝干）　　　　　当归（三两）

上二味，杵为散，浆水服方寸匕，日三服。

病疟，以月一日发，当以十五日愈，设不差，当月尽解。如其不差，当云何？师曰：此结为癥瘕，名曰疟母，急治之，宜鳖甲煎丸。（四、2）

**鳖甲煎丸方**

| | |
|---|---|
| 鳖甲（十二分，炙） | 乌扇（三分，烧） |
| 黄芩（三分） | 柴胡（六分） |
| 鼠妇（三分，熬） | 干姜（三分） |
| 大黄（三分） | 芍药（五分） |
| 桂枝（三分） | 葶苈（一分，熬） |
| 石韦（三分，去毛） | 厚朴（三分） |
| 牡丹（五分，去心） | 瞿麦（二分） |
| 紫葳（三分） | 半夏（一分） |
| 人参（一分） | 䗪虫（五分，熬） |

阿胶（三分，炙）　　　　　　蜂巢（四分，炙）

赤硝（十二分）　　　　　　　蜣螂（六分，熬）

桃仁（二分）

上二十三味，为末，取煅灶下灰一斗，清酒一斛五斗，浸灰，候酒尽一半，着鳖甲于中，煮令泛烂如胶漆，绞取汁，内诸药，煎为丸，如梧子大，空心服七丸，日三服。（《千金方》用鳖甲十二片，又有海藻三分，大戟一分，䗪虫五分，无鼠妇、赤硝二味，以鳖甲煎和诸药为丸）

病者腹满，按之不痛为虚，痛者为实，可下之。舌黄未下者，下之黄自去。（十、2）

病者痿黄，躁而不渴，胸中寒实而利不止者，死。（十、4）

夫病人饮水多，必暴喘满。凡食少饮多，水停心下，甚者则悸，微者短气。脉双弦者寒也，皆大下后善虚，脉偏弦者饮也。（十二、12）

病痰饮者，当以温药和之。（十二、15）

病者脉伏，其人欲自利，利反快，虽利，心下续坚满，此为留饮欲去故也，甘遂半夏汤主之。（十二、18）

## 甘遂半夏汤方

甘遂（大者，三枚）　　　半夏（十二枚，以水一升，煮取半升，去滓）

芍药（五枚）　　　甘草（如指大一枚，炙）（一本作无）

上四味，以水二升，煮取半升，去滓，以蜜半升和药汁，煎取八合，顿服之。

病悬饮者，十枣汤主之。（十二、22）

**十枣汤方**

芫花（熬）　　　　甘遂　大戟（各等分）

上三味，捣筛，以水一升五合，先煮肥大枣十枚，取八合，去滓，内药末，强人服一钱匕，羸人服半钱，平旦温服之；不下者，明日更加半钱。得快下后，糜粥自养。

病溢饮者，当发其汗，大青龙汤主之，小青龙汤亦主之。（十二、23）

**大青龙汤方**

麻黄（六两，去节）　　　　桂枝（二两，去皮）

甘草（二两，炙）　　　　　杏仁（四十个，去皮尖）

生姜（三两，切）　　　　　大枣（十二枚）

石膏（如鸡子大，碎）

上七味，以水九升，先煮麻黄，减二升，去上沫，内诸药，煮取三升，去滓，温服一升，取微似汗，汗多者，温粉粉之。

**小青龙汤方**

麻黄（三两，去节）　　　　　芍药（三两）

五味子（半升）　　　　　　　干姜（三两）

甘草（三两，炙）　　　　　　细辛（三两）

桂枝（三两，去皮）　　　　　半夏（半升，洗）

上八味，以水一斗，先煮麻黄，减二升，去上沫，内诸药，煮取三升，去滓，温服一升。

夫水病人，目下有卧蚕，面目鲜泽，脉伏，其人消渴。病水腹大，小便不利，其脉沉绝者，有水，可下之。（十四、11）

夫病酒黄疸，必小便不利，其候心中热，足下热，是其证也。（十五、4）

病人面无色，无寒热，脉沉弦者，衄；浮弱，手按之绝者，下血；烦咳者，必吐血。（十六、5）

病人常以手指臂肿动，此人身体瞤瞤者，藜芦甘草汤主之。（十九、2）

**藜芦甘草汤方（未见）**

**【解读】**

"病"字始见于战国文字，也见于《左传》、《论语》

等战国以前的著作。病的本义是困苦，由此引申指精神、身体、国家人民方面的困苦。战国以后，由病情危重衍变为重病之意或疾病之意。《史记·扁鹊仓公列传》中，扁鹊传时而称"病"，时而称"疾"，而仓公传则皆称"病"矣。仓公为秦朝末年人，应是秦始皇横扫六国，一统天下后，使车同轨，书同文。面对春秋战国时期传染病病名不统一的现象，则统一称为"病"。此名称一直影响至西汉，《史记·梁孝王世家》谓梁孝王"六月中，病热，六日卒"。本篇一改阴阳分述之风，与"逐日施方篇"迥异，故推测《汤液经》虽免于焚书之厄，但为了避"道古以害今"之嫌，则以《汤液经》为蓝本而写成本篇。以"病"字开篇，言阳多言阴，阴阳合而论之，颇有大一统之势。尽管如此，但与"脉证并治篇"相比，稍逊一筹，正如杨绍伊《伊尹汤液经》中所说"秦书之谯谯"。

　　本篇条文逐日之辞隐约于字里行间，没有明确以时日传经之说，论述阴阳表里寒热虚实面面俱到。与"脉证并治篇"中八纲雏形相比已成熟许多，并为后世提出八纲辨证体系奠定了坚实基础。至东汉《汉书·艺文志》云"经方者，本草石之寒温，量疾病之浅深……致水火之齐，以通闭解结，反之于平"，认识到寒温与疾病深浅（即表里）；宋代许叔微《伤寒发微论》云"伤寒治法，先要明表里虚实，能明此四字，则仲景三百九十七法，可坐而定也"，明确提出表里虚实四字；明代张三锡《医学六要》中所曰："古人治病大法有八，曰阴、曰阳、曰表、曰里、曰寒、曰热、曰虚、曰实，而气、血、痰、火尽赅于中"；清代程钟龄《医学心悟》云"病有总要，寒、热、虚、实、表、里、阴、阳，八字而已"，只提出此八字，而未归纳成八纲；直至近人祝味菊在《伤寒质难》中所说："所谓'八纲'者，阴、阳、表、里、寒、热、虚、实是也，古昔医工观察各种疾病之证候，就其性能之不同，归纳于八种纲要，执简驭繁，以应无穷之变"，明确提出八纲名称。目前普遍认为八纲辨证用于杂病中较为完善。但在临床实践中，不仅传染病有传变，杂病亦有传变，如《金匮要略》中云："见肝之病，知肝传脾，当先实脾"。故应在八纲辨证的基础上，再加传变组成十纲辨证。以十纲辨外感、内伤、杂病、传染病等，则胸中豁然以明。

本篇已由桂枝汤、柴胡汤等方剂延伸至方证，如166条"病如桂枝证"、251条"无太阳柴胡证"等，为后世以方证对应研究伤寒奠定了基础。至唐代孙思邈的方证同条、比类相附；至宋代朱肱亦曾用此法进行方证研究；至清代柯琴进行以方类证研究，并提出六经为百病立法，指出："伤寒杂病，治无二理，咸归六经节制"。方证理论对于扩大六经辨证论治范围很有意义；对于方剂的学习、掌握、研究与临床应用有很大贡献；对于杂病的治疗尚有益处。但方证理论仍有其局限性，且依旧是缺乏传变，对传染病病情变化迅速认识不够深刻。

# 第七集 之为病篇（上篇）

## 太阳病

太阳之为病，脉浮，头项强痛而恶寒。（1）

太阳病，欲解时，从巳至未上。(9)

太阳病，发热，汗出，恶风，脉缓者，名为中风。（2）

太阳中风，阳浮而阴弱。阳浮者，热自发，阴弱者，汗自出。啬啬恶寒，淅淅恶风，翕翕发热，鼻鸣干呕者，桂枝汤主之。（12）

**桂枝汤方**

桂枝（三两，去皮）　　　　　芍药（三两）

甘草（二两，炙）　　　　　　生姜（三两，切）

大枣（十二枚，擘）

上五味，㕮咀三味，以水七升，微火煮取三升，去滓，适寒温，服一升。服已，须臾啜热稀粥一升余，以助药力。温覆令一时许，遍身絷絷，微似有汗者益佳，不可令如水流漓，病必不除。若一服汗出病差，停后服，不必尽剂。若不汗，更服依前法。又不汗，后服小促其间，半日许，令三服尽。若病重者，一日一夜服，周时观之。服一剂尽，病证犹在者，更作服。若汗不出，乃服至二三剂。禁生冷、黏滑、肉面、五辛、酒酪、臭恶等物。

服桂枝汤，大汗出后，大烦渴不解，脉洪大者，白虎加人参汤主之。（26）

### 白虎加人参汤方

知母（六两）　　　　　石膏（一斤，碎，绵裹）

甘草（二两，炙）　　　粳米（六合）

人参（三两）

上五味，以水一斗，煮米熟汤成，去滓，温服一升，日三服。

大汗出，热不去，内拘急，四肢疼，又下利厥逆而恶寒者，四逆汤主之。（353）

### 四逆汤方

甘草（二两，炙）　　　干姜（一两半）

附子（一枚，生用，去皮，破八片）

上三味，以水三升，煮取一升二合，去滓，分温再服。若强人可用大附子一枚，干姜三两。

服桂枝汤，或下之，仍头项强痛，翕翕发热，无汗，心下满，微痛，小便不利者，桂枝去桂加茯苓白术汤主之。（28）

**桂枝去桂加茯苓白术汤方**

芍药（三两）　　　　　　甘草（二两，炙）

生姜（三两，切）　　　　白术（三两）

茯苓（三两）　　　　　　大枣（十二枚，擘）

上六味，以水八升，煮取三升，去滓，温服一升，小便利则愈。本云桂枝汤，今去桂枝，加茯苓，白术。

发汗已，脉浮数烦渴者，五苓散主之。（72）

发汗后，水药不得入口为逆，若更发汗，必吐下不止。发汗吐下后，虚烦不得眠；若剧者，必反复颠倒，心中懊憹，栀子豉汤主之；若少气者，栀子甘草豉汤主之；若呕者，栀子生姜豉汤主之。（76）

**栀子豉汤方**

栀子（十四个，擘）　　　　香豉（四合，绵裹）

上二味，以水四升，先煮栀子，得二升半，内豉，煮取一升半，去滓，分为二服，温进一服，得吐者，止后服。

### 栀子甘草豉汤方

栀子（十四个，擘）　　　　甘草（二两，炙）

香豉（四合，绵裹）

上三味，以水四升，先煮栀子、甘草，取二升半，内豉，煮取一升半，去滓，分二服，温进一服，得吐者，止后服。

### 栀子生姜豉汤方

栀子（十四个，擘）　　　　生姜（五两）

香豉（四合，绵裹）

上三味，以水四升，先煮栀子、生姜，取二升半，内豉，煮取一升半，去滓，分二服，温进一服，得吐者，止后服。

太阳病发汗，汗出不解，其人仍发热，心下悸，头眩，身瞤动，振振欲擗（一作僻）地者，真武汤主之。（82）

### 真武汤方

茯苓（三两）　　　　　　　芍药（三两）

生姜（三两，切）　　　　　白术（二两）

附子（一枚，炮，去皮，破八片）

上五味，以水八升，煮取三升，去滓，温服七合。日三服。

太阳病，或已发热，或未发热，必恶寒，体痛，呕逆，脉阴阳俱紧者，名为伤寒。（3）

伤寒，阳脉涩，阴脉弦，法当腹中急痛，先与小建中汤；不差者，小柴胡汤主之。（100）

**小建中汤方**

桂枝（三两，去皮）　　　　甘草（二两，炙）

大枣（十二枚，擘）　　　　芍药（六两）

生姜（三两，切）　　　　　胶饴（一升）

上六味，以水七升，煮取三升，去滓，内饴，更上微火消解。温服一升，日三服。呕家不可用建中汤，以甜故也。

太阳病，发热而渴，不恶寒者，为温病。若发汗已，身灼热者，名风温。风温为病，脉阴阳俱浮，自汗出，身重，多眠睡，鼻息必鼾，语言难出。若被下者，小便不利，直视失溲，若被火者，微发黄色，剧则如惊痫，时瘛疭，若火熏之。一逆尚引日，再逆促命期。（6）

太阳病，以火熏之，不得汗，其人必躁，到经不解，必清血，名为火邪。(114)

火邪者，桂枝去芍药加蜀漆牡蛎龙骨救逆汤主之。（十六、12）

**桂枝救逆汤方**

桂枝（三两，去皮）　　　　甘草（二两，炙）

生姜（三两）　　　　　　　牡蛎（五两，熬）

龙骨（四两）　　　　　　　大枣（十二枚）

蜀漆（三两，洗去腥）

上为末，以水一斗二升，先煮蜀漆，减二升，内诸药，煮取三升，去滓，温服一升。

脉浮热甚，而反灸之，此为实，实以虚治，因火而动，必咽燥吐血。（115）

微数之脉，慎不可灸。因火为邪，则为烦逆，追虚逐实，血散脉中，火气虽微，内攻有力，焦骨伤筋，血难复也。脉浮，宜以汗解，用火灸之，邪无从出，因火而盛，病从腰以下，必重而痹，名火逆也。欲自解者，必当先烦，烦乃有汗而解。何以知之？脉浮故知汗出解。（116）

火逆下之，因烧针烦躁者，桂枝甘草龙骨牡蛎汤主之。（118）

**桂枝甘草龙骨牡蛎汤方**

桂枝（一两，去皮）　　　　甘草（二两，炙）

牡蛎（二两，熬）　　　　　龙骨（二两）

上四味，以水五升，煮取二升半，去滓，温服八合，日三服。

烧针令其汗，针处被寒，核起而赤者，必发奔豚。气从少腹上冲心者，灸其核上各一壮，与桂枝加桂汤，更加桂二两也。（117）

**桂枝加桂汤方**

桂枝（五两，去皮）　　　　　芍药（三两）

生姜（三两，切）　　　　　甘草（二两，炙）

大枣（十二枚，擘）

上五味，以水七升，煮取三升，去滓，温服一升。本云桂枝汤，今加桂满五两，所以加桂者，以能泄奔豚气也。

太阳伤寒者，加温针必惊也。（119）

太阳病，发汗太多，因致痉。（二、4）

太阳病，发热无汗，反恶寒者，名曰刚痉。（二、1）

太阳病，发热汗出，而不恶寒，名曰柔痉。（二、2）

太阳病，其证备，身体强，几几然，脉反沉迟，此为痉，栝楼桂枝汤主之。（二、11）

**栝楼桂枝汤方**

栝楼根（二两）　　　　　桂枝（三两）

芍药（三两）　　　　　甘草（二两）

生姜（三两）　　　　　大枣（十二枚）

上六味，以水九升，煮取三升，分温三服，取微汗。汗不出，食顷，啜热粥发之。

太阳病，无汗而小便反少，气上冲胸，口噤不得语，欲作刚痉，葛根汤主之。（二、12）

**葛根汤方**

葛根（四两）　　　　　麻黄（三两，去节）

桂枝（二两，去皮）　　芍药（二两）

甘草（二两，炙）　　　生姜（三两）

大枣（十二枚）

上七味，哎咀，以水七升，先煮麻黄、葛根，减二升，去沫，内诸药，煮取三升，去滓，温服一升，覆取微似汗，不须啜粥，余如桂枝汤法将息及禁忌。

太阳病，发热，脉沉而细者，名曰痉，为难治。（二、3）

太阳病，关节疼痛而烦，脉沉而细（一作缓）者，此名湿痹（《玉函》云中湿）。湿痹之候，小便不利，大便反快，但当利其小便。（二、14）

太阳中热者，暍是也。汗出恶寒，身热而渴，白虎加人参汤主之。（二、26）

> **白虎加人参汤方**
>
> 知母（六两）　　　　　　石膏（一斤，碎）
>
> 甘草（二两）　　　　　　粳米（六合）
>
> 人参（三两）
>
> 上五味，以水一斗，煮米熟汤成，去滓，温服一升，日三服。

太阳中暍，发热恶寒，身重而疼痛，其脉弦细芤迟。小便已，洒洒然毛耸，手足逆冷，小有劳，身即热，口开，前板齿燥。若发其汗，则其恶寒甚；加温针，则发热甚；数下之，则淋甚。（二、25）

太阳中暍，身热疼重而脉微弱，此以夏月伤冷水，水行皮中所致也。一物瓜蒂汤主之。（二、27）

> **一物瓜蒂汤方**
>
> 瓜蒂（二十个）
>
> 上剉，以水一升，煮取五合，去滓，顿服。

太阳病，脉浮而紧，法当骨节疼痛，反不疼，身体反重而酸，其人不渴，汗出即愈，此为风水。恶寒者，此为极虚，发汗得之。渴而不恶寒者，此为皮水。身肿而冷，状如周痹，胸中窒，不能食，反聚痛，暮躁不得眠，此为黄汗，痛在骨节。咳而喘，不渴者，此为肺胀，其状如肿，发汗即愈。然诸病此

者，渴而下利，小便数者，皆不可发汗。（十四、4）

太阳病，脉浮而动数，浮则为风，数则为热，动则为痛，数则为虚。头痛发热，微盗汗出，而反恶寒者，表未解也。医反下之，动数变迟，膈内拒痛（一云头痛即眩），胃中空虚，客气动膈，短气躁烦，心中懊憹，阳气内陷，心下因鞕，则为结胸，大陷胸汤主之。若不结胸，但头汗出，余处无汗，剂颈而还，小便不利，身必发黄。（134）

**大陷胸汤方**

大黄（六两，去皮）　　　　芒硝（一升）

甘遂（一钱匕）

上三味，以水六升，先煮大黄，取二升，去滓，内芒硝，煮一两沸，内甘遂末，温服一升，得快利止后服。

太阳病，下之，其脉促（一作纵），不结胸者，此为欲解也。脉浮者，必结胸。脉紧者，必咽痛。脉弦者，必两胁拘急。脉细数者，头痛未止。脉沉紧者，必欲呕。脉沉滑者，协热利。脉浮滑者，必下血。（140）

太阳病，身黄，脉沉结，少腹鞕，小便不利者，为无血也；小便自利，其人如狂者，血证谛也，抵当汤主之。（125）

太阳病吐之，但太阳病当恶寒，今反不恶寒，不欲近衣，

此为吐之内烦也。（121）

太阳病，当恶寒发热，今自汗出，反不恶寒发热，关上脉细数者，以医吐之过也。一二日吐之者，腹中饥，口不能食；三四日吐之者，不喜糜粥，欲食冷食，朝食暮吐。以医吐之所致也，此为小逆。（120）

本发汗，而复下之，此为逆也；若先发汗，治不为逆。本先下之，而反汗之，为逆；若先下之，治不为逆。（90）

太阳病，寸缓关浮尺弱，其人发热汗出，复恶寒，不呕，但心下痞者，此以医下之也。如其不下者，病人不恶寒而渴者，此转属阳明也。小便数者，大便必鞕，不更衣十日，无所苦也。渴欲饮水，少少与之，但以法救之。渴者，宜五苓散。（244）

---

**五苓散方**

猪苓（去皮）　　　　　　白术（十八铢）

茯苓（十八铢）　　　　　泽泻（一两六铢）

桂枝（半两，去皮）

上五味，为散，白饮和服方寸匕，日三服。

---

# 阳明病

本太阳，初得病时，发其汗，汗先出不彻，因转属阳明

也。（185上）

阳明之为病，胃家实是也。（180）

阳明病，欲解时，从申至戌上。（193）

阳明病，若能食，名中风；不能食，名中寒。（190）

阳明中风，口苦咽干，腹满微喘，发热恶寒，脉浮而紧，若下之，则腹满小便难也。（189）

阳明中风，脉弦浮大而短气，腹都满，胁下及心痛，久按之气不通，鼻干不得汗，嗜卧，一身及目悉黄，小便难，有潮热，时时哕，耳前后肿，刺之小差，外不解，病过十日，脉续浮者，与小柴胡汤。（231）

脉但浮，无余证者，与麻黄汤。若不尿，腹满加哕者，不治。（232）

**麻黄汤方**

麻黄（三两，去节）　　　　桂枝（二两，去皮）

甘草（一两，炙）　　　　　杏仁（七十个，去皮尖）

上四味，以水九升，煮麻黄，减二升，去白沫，内诸药，煮取二升半，去滓。温服八合，覆取微似汗，不须啜粥，余如桂枝法将息。

阳明病，脉浮而紧者，必潮热，发作有时，但浮者，必盗汗出。（201）

脉浮发热，口干鼻燥，能食者则衄。（227）

阳明病，口燥但欲漱水，不欲咽者，此必衄。（202）

若渴欲饮水，口干舌燥者，白虎加人参汤主之。（222）

---

**白虎加人参汤方**

知母（六两）　　　　　　石膏（一斤，碎，绵裹）

甘草（二两，炙）　　　　粳米（六合）

人参（三两）

上五味，以水一斗，煮米熟汤成，去滓。温服一升，日三服。

---

渴欲饮水，口干舌燥者，白虎加人参汤主之。（十三、12）

若脉浮发热，渴欲饮水，小便不利者，猪苓汤主之。（223）

---

**猪苓汤方**

猪苓（一两，去皮）　　　茯苓（一两）

泽泻（一两）　　　　　　阿胶（一两）

滑石（碎，一两）

上五味，以水四升，先煮四味，取二升，去滓，内阿胶烊消，温服七合，日三服。

---

脉浮发热，渴欲饮水，小便不利者，猪苓汤主之。（十三、13）

阳明病，脉浮而紧，咽燥口苦，腹满而喘，发热汗出，不恶寒反恶热，身重。若发汗则躁，心愦愦反谵语。若加温针，必怵惕烦躁不得眠。若下之，则胃中空虚，客气动膈，心中懊憹，舌上胎者，栀子豉汤主之。（221）

阳明病，下之，其外有热，手足温，不结胸，心中懊憹，饥不能食，但头汗出者，栀子豉汤主之。（228）

阳明病，初欲食，小便反不利，大便自调，其人骨节疼，翕翕如有热状，奄然发狂，濈然汗出而解者，此水不胜谷气，与汗共并，脉紧则愈。（192）

阳明病，若中寒者，不能食，小便不利，手足濈然汗出，此欲作固瘕，必大便初鞕后溏。所以然者，以胃中冷，水谷不别故也。（191）

阳明病，不能食，攻其热必哕。所以然者，胃中虚冷故也。以其人本虚，攻其热必哕。（194）

若胃中虚冷，不能食者，饮水则哕。（226）

阳明病，法多汗，反无汗，其身如虫行皮中状者，此以久虚故也。（196）

阳明病，反无汗，而小便利，二三日呕而咳，手足厥者，必苦头痛。若不咳不呕，手足不厥者，头不痛。（197）

阳明病，谵语发潮热，脉滑而疾者，小承气汤主之。（214上）

阳明病，心下鞕满者，不可攻之。攻之利遂不止者死，利止者愈。（205）

阳明病，脉迟，虽汗出不恶寒者，其身必重，短气，腹满而喘，有潮热者，此外欲解，可攻里也。手足濈然汗出者，此大便已鞕也，大承气汤主之。（208上）

**大承气汤方**

大黄（四两，酒洗）　　　　　厚朴（半斤，炙，去皮）

枳实（五枚，炙）　　　　　　芒硝（三合）

上四味，以水一斗，先煮二物，取五升，去滓，内大黄，更煮取二升，去滓，内芒硝，更上微火一两沸，分温再服，得下，余勿服。

阳明病，脉迟，食难用饱。饱则微烦头眩，必小便难，此欲作谷瘅。虽下之，腹满如故。所以然者，脉迟故也。（195）

阳明病，脉迟者，食难用饱，饱则发烦头眩，小便必难，此欲作谷疸。虽下之，腹满如故，所以然者，脉迟故也。（十五、3）

阳明病，但头眩不恶寒，故能食而咳，其人咽必痛。若不咳者，咽不痛。（198）

阳明病，无汗，小便不利，心中懊憹者，身必发黄。（199）

阳明病，被火，额上微汗出，而小便不利者，必发黄。（200）

阳明病，发热汗出者，此为热越，不能发黄也。但头汗出，身无汗，剂颈而还，小便不利，渴引水浆者，此为瘀热在里，身必发黄，茵陈蒿汤主之。（236）

**茵陈蒿汤方**

茵陈蒿（六两）　　　　　栀子（十四枚，擘）

大黄（二两，去皮）

上三味，以水一斗二升，先煮茵陈，减六升，内二味，煮取三升，去滓，分三服。小便当利，尿如皂荚汁状，色正赤，一宿腹减，黄从小便去也。

太阳与阳明合病，喘而胸满者，不可下，宜麻黄汤。（36）

太阳与阳明合病者，必自下利，葛根汤主之。（32）

太阳与阳明合病，不下利但呕者，葛根加半夏汤主之。（33）

**葛根加半夏汤方**

葛根（四两）　　　　　　麻黄（三两，去节）

甘草（二两，炙）　　　　芍药（二两）

桂枝（二两，去皮）　　　　生姜（二两，切）

半夏（半升，洗）　　　　　大枣（十二枚，擘）

上八味，以水一斗，先煮葛根、麻黄，减二升，去白沫，内诸药，煮取三升，去滓，温服一升。覆取微似汗。

# 少阳病

本太阳病不解，转入少阳者，胁下鞕满，干呕不能食，往来寒热，尚未吐下，脉沉紧者，与小柴胡汤。（266）

**小柴胡汤方**

柴胡（八两）　　　　　　　人参（三两）

黄芩（三两）　　　　　　　甘草（三两，炙）

半夏（半升，洗）　　　　　生姜（三两，切）

大枣（十二枚，擘）

上七味，以水一斗二升，煮取六升，去滓，再煎取三升。温服一升，日三服。

血弱气尽，腠理开，邪气因入，与正气相搏，结于胁下，正邪分争，往来寒热，休作有时，嘿嘿不欲饮食，脏腑相连，其痛必下，邪高痛下，故使呕也，小柴胡汤主之。服柴胡汤已，渴者属阳明，以法治之。（97）

少阳之为病，口苦、咽干、目眩也。（263）

少阳病，欲解时，从寅至辰上。（272）

少阳中风，两耳无所闻，目赤，胸中满而烦者，不可吐下，吐下则悸而惊。（264）

太阳与少阳并病，头项强痛，或眩冒，时如结胸，心下痞鞭者，当刺大椎第一间、肺俞、肝俞，慎不可发汗；发汗则谵语，脉弦，五日谵语不止，当刺期门。（142）

太阳少阳并病，而反下之，成结胸，心下鞭，下利不止，水浆不下，其人心烦。（150）

太阳少阳并病，心下鞭，颈项强而眩者，当刺大椎、肺俞、肝俞，慎勿下之。（171）

太阳与少阳合病，自下利者，与黄芩汤，若呕者，黄芩加半夏生姜汤主之。（172）

**黄芩汤方**

黄芩（三两）　　　　　　芍药（二两）

甘草（二两，炙）　　　　大枣（十二枚，擘）

上四味，以水一斗，煮取三升，去滓，温服一升，日再，夜一服。

**黄芩加半夏生姜汤方**

黄芩（三两）　　　　　　芍药（二两）

甘草（二两，炙）　　　　　大枣（十二枚，擘）

半夏（半升，洗）　　　　　生姜（一两半，一方三两，切）

上六味，以水一斗，煮取三升，去滓，温服一升，日再，夜一服。

阳明少阳合病，必下利，其脉不负者，为顺也。负者，失也。互相克贼，名为负也。脉滑而数者，有宿食也，当下之，宜大承气汤。（256）

三阳合病，脉浮大，上关上，但欲眠睡，目合则汗。（268）

三阳合病，腹满身重，难以转侧，口不仁，面垢（又作枯），谵语遗尿，发汗则谵语，下之则额上生汗，手足逆冷。若自汗出者，白虎汤主之。（219）

**白虎汤方**

知母（六两）　　　　　　石膏（一斤，碎）

甘草（二两，炙）　　　　　粳米（六合）

上四味，以水一斗，煮米熟汤成，去滓。温服一升，日三服。

夫实则谵语，虚则郑声。郑声者，重语也。直视谵语，喘满者死，下利者亦死。（210）

发汗多，若重发汗者，亡其阳。谵语，脉短者死，脉自和者不死。（211）

# 太阴病

本太阳病，医反下之，因尔腹满时痛者，属太阴也，桂枝加芍药汤主之。大实痛者，桂枝加大黄汤主之。（279）

---

**桂枝加芍药汤方**

桂枝（三两，去皮）　　　　　芍药（六两）

甘草（二两，炙）　　　　　　大枣（十二枚，擘）

生姜（三两，切）

上五味，以水七升，煮取三升，去滓，温分三服。本云桂枝汤，今加芍药。

---

**桂枝加大黄汤方**

桂枝（三两，去皮）　　　　　大黄（二两）

芍药（六两）　　　　　　　　生姜（三两，切）

甘草（二两，炙）　　　　　　大枣（十二枚，擘）

上六味，以水七升，煮取三升，去滓，温服一升，日三服。

---

太阴为病，脉弱，其人续自便利，设当行大黄芍药者，宜减之，以其人胃气弱，易动故也。（280）

太阴之为病，腹满而吐，食不下，自利益甚，时腹自痛。若下之，必胸下结鞕。（273）

太阴病，欲解时，从亥至丑上。（275）

太阴中风，四肢烦疼，阳微阴涩而长者，为欲愈。（274）

太阴病，脉浮者，可发汗，宜桂枝汤。（276）

# 少阴病

少阴之为病，脉微细，但欲寐也。（281）

少阴病，欲解时，从子至寅上。（291）

少阴中风，脉阳微阴浮者，为欲愈。（290）

少阴病，脉细沉数，病为在里，不可发汗。（285）

少阴病，咳而下利谵语者，被火气劫故也。小便必难，以强责少阴汗也。（284）

少阴病，脉微，不可发汗，亡阳故也。阳已虚，尺脉弱涩者，复不可下之。（286）

少阴病，欲吐不吐，心烦，但欲寐，五六日自利而渴者，属少阴也，虚故引水自救。若小便色白者，少阴病形悉具。小便白者，以下焦虚有寒，不能制水，故令色白也。（282）

自利不渴者，属太阴，以其脏有寒故也，当温之。宜服四逆辈。（277）

少阴病，饮食入口则吐，心中温温欲吐，复不能吐。始得

之，手足寒，脉弦迟者，此胸中实，不可下也，当吐之。若膈上有寒饮，干呕者，不可吐也，当温之，宜四逆汤。（324）

食谷欲呕，属阳明也，吴茱萸汤主之。得汤反剧者，属上焦也。（243）

**吴茱萸汤方**

吴茱萸（一升，洗） 人参（三两）

生姜（六两，切） 大枣（十二枚，擘）

上四味，以水七升，煮取二升，去滓，温服七合，日三服。

少阴病，四逆，其人或咳或悸，或小便不利，或腹中痛，或泄利下重者，四逆散主之。（318）

**四逆散方**

甘草（炙） 枳实（破，水渍，炙干）

柴胡 芍药

上四味，各十分，捣筛，白饮和服方寸匕，日三服。咳者，加五味子、干姜各五分，并主下利；悸者，加桂枝五分；小便不利者，加茯苓五分；腹中痛者，加附子一枚，炮令坼；泄利下重者，先以水五升煮薤白三升，煮取三升，去滓，以散三方寸匕内汤中，煮取一升半，分温再服。

少阴病，下利清谷，里寒外热，手足厥逆，脉微欲绝，身反不恶寒，其人面色赤，或腹痛，或干呕，或咽痛，或利止脉

不出者，通脉四逆汤主之。（317）

---

### 通脉四逆汤方

甘草（二两，炙）          附子（大者一枚，生用，去皮，破八片）

干姜（三两，强人可四两）

上三味，以水三升，煮取一升二合，去滓，分温再服，其脉即出者愈。面色赤者，加葱九茎；腹中痛者，去葱，加芍药二两；呕者，加生姜二两；咽痛者，去芍药，加桔梗一两；利止脉不出者，去桔梗，加人参二两。病皆与方相应者，乃服之。

---

少阴病，下利脉微者，与白通汤。利不止，厥逆无脉，干呕烦者，白通加猪胆汁汤主之。服汤，脉暴出者死，微续者生。（315）

---

### 白通加猪胆汁汤方

葱白（四茎）              干姜（一两）

附子（一枚，生，去皮，破八片）   人尿（五合）

猪胆汁（一合）

上五味，以水三升，煮取一升，去滓，内胆汁、人尿，和令相得，分温再服。若无胆，亦可用。

---

少阴病，下利，脉微涩，呕而汗出，必数更衣，反少者，当温其上，灸之。（325）

少阴病，吐利，手足不逆冷，反发热者，不死。脉不至

（一作足）者，灸少阴七壮。（292）

少阴病，下利，若利自止，恶寒而蜷卧，手足温者，可治。（288）

少阴病，恶寒而蜷，时自烦，欲去衣被者，可治。（289）

少阴病，但厥无汗，而强发之，必动其血，未知从何道出，或从口鼻，或从目出者，是名下厥上竭，为难治。（294）

少阴病，恶寒，身蜷而利，手足逆冷者，不治。（295）

少阴病，吐利躁烦，四逆者死。（296）

少阴病，下利止而头眩，时时自冒者死。（297）

少阴病，四逆，恶寒而身蜷，脉不至，不烦而躁者死。（一作吐利而躁逆者死）（298）

少阴病，脉微细沉，但欲卧，汗出不烦，自欲吐，至五六日自利，复烦躁，不得卧寐者死。（300）

# 厥阴病

厥阴之为病，消渴，气上撞心，心中疼热，饥而不欲食，食则吐蛔。下之利不止。（326）

厥阴之为病，消渴，气上冲心，心中疼热，饥而不欲食，

食即吐，下之不肯止。（十三、1）

厥阴病，欲解时，从丑至卯上。(328)

厥阴中风，脉微浮为欲愈，不浮为未愈。（327）

厥阴病，渴欲饮水者，少少与之愈。（329）

大病差后劳复者，枳实栀子豉汤主之。（393）

**枳实栀子豉汤方**

枳实（三枚，炙）　　　　栀子（十四个，擘）

豉（一升，绵裹）

上三味，以清浆水七升，空煮取四升，内枳实、栀子，煮取二升，下豉，更煮五六沸，去滓，温分再服。覆令微似汗。若有宿食者，内大黄如博棋子五六枚，服之愈。

大病差后，从腰以下有水气者，牡蛎泽泻散主之。（395）

**牡蛎泽泻散方**

牡蛎（熬）　　　　　　泽泻 蜀漆（暖水洗，去腥）

葶苈子（熬）　　　　　商陆根（熬）

海藻（洗，去咸）　　　栝楼根（各等分）

上七味，异捣，下筛为散，更于臼中治之，白饮和服方寸匕，日三服。小便利，止后服。

【解读】

本篇辨证体系为六经辨证，太阳、阳明、少阳、太阴、少阴、厥阴六经俱见。西汉时期对"六"字情有独钟，如汉武帝曾颁发六条诏书；西汉六大名将；司马谈著《论六家要旨》；董仲舒提出"表彰六经"等。但董仲舒所表彰之六经并非中医学中六经，而是六部儒家经典，即：《诗经》、《尚书》、《仪礼》、《乐经》、《周易》、《春秋》。由儒家之"六经"演变为中医之"六经"，可见中医学与中国传统文化密不可分，中医学应在中国传统文化中汲取了丰富的精华。

战国中期至秦汉之际，黄老之学的道家思想极为流行。《经法》是战国时期黄老学派的著作，1973年湖南长沙马王堆三号汉墓出土的帛书《老子》乙本，卷前有《经法》、《十六经》、《称》、《道原》4篇古佚书，整理出版时，合称《经法》。《经法》中包含着阴阳变化之思想，在《经法·四度》中云："极而反，盛而衰，天地之道也，人之理也"。《黄帝内经》即在黄老道家理论上建立了中医学上的阴阳五行学说、脉象学说、藏象学说、经络学说、病因病机学说等。黄老之学盛行于西汉前期，所以在此时期的哲学文化背景下，中医汲取《经法》之思想精华，并结合《汤液经》而写成《汤液经法》。但仅有《汤液经法》书名被东汉班固（32年—92年）收录至《汉书·艺文志》中，而未见《汤液经法》的内容。本篇上、下篇即为《汤液经法》内容，如244条"但以法救之"、97条"以法治之"提到的"法"，指的就是《汤液经法》。正如杨绍伊《伊尹汤液经》中所说"则《汤液经》全文，则在仲景书中，一字未遗矣"，而杨绍伊所指的《汤液经》中的六经，实则是《汤液经法》的六经部分。

1973年湖南长沙马王堆三号汉墓出土的另一本帛书《老子》甲本，此书德篇在前，道篇在后，揭示了老子淳德归道的本义，是最能体现老子思想的真本，称为《德道经》。而汉以后的版本是道篇在前，德篇在后，即通行本《道德经》。《德道经》内容上更接近老子原文，如：治水章，在《德道经》中是"上善治水"，但是《道德经》中被改成了"上善若水"，意思发生了很大变化。可见，在西汉时期，很有可能对经典著作进行修改。由此推测，在此时期，便将之前的"阳疾"、"阴疾"等病名，改为太阳病、阳明病、少阳病、太阴病、少阴病、厥阴病，即形成了六经辨证体系。

本篇提出六经提纲，即"太阳之为病，脉浮，头项强痛而恶寒"、"阳明之为病，胃家实是也"、"少阳之为病，口苦、咽干、目眩也"、"太阴之为病，腹满而吐，食不下，自利益甚，时腹自痛。若下之，必胸下结鞭"、"少阴之为病，脉微细，但欲寐也"、"厥阴之为病，消渴，气上撞心，心中疼热，饥而不欲食，食则吐蛔。下之利不止"，此六条提纲挈领，对临床有一定指导意义。六经辨证体系符合病情变化的复杂性，较"逐日施方篇"灵活性更强。在临床应用中，发现其缺乏疾病传变的弊端，故某位医家就加入了疾病传变的内容。如185条"本太阳，初得病时，发其汗，汗先出不彻，因转属阳明也"；266条"本太阳病不解，转入少阳者"；97条"服柴胡汤已，渴者属阳明"；279条"本太阳病，医反下之，因尔腹满时痛者，属太阴也"；243条"食谷欲呕，属阳明也"；282条"少阴病，欲吐不吐，心烦，但欲寐，五六日自利而渴者，属少阴也"；277条"自利不渴者，属太阴"；317条"少阴病，下利清谷，里寒外热，手足厥逆，脉微欲绝"。

传变规律如图所示：

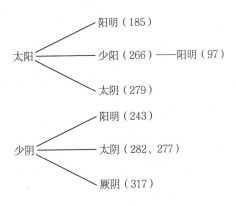

本篇对疾病的认识更为深刻、全面，不但提出了六经提

纲，还对疾病进行大量总结，熟悉了病情变化规律，进而提出了疾病"欲解时"的时间段，即9条、193条、272条、275条、291条、328条。此外，还认识到三阳合病，如268条、219条。并且对疾病痊愈后所出现的一些情况做出了治疗，如393条"大病差后劳复者，枳实栀子豉汤主之"、395条"大病差后，从腰以下有水气者，牡蛎泽泻散主之"等，对当今临床仍具有指导意义。

# 第八集  之为病篇（下篇）

伤寒阴（阳）易之为病，其人身体重，少气，少腹里急，或引阴中拘挛，热上冲胸，头重不欲举，眼中生花（一作眵），膝胫拘急者，烧裈散主之。（392）

### 烧裈散方

妇人中裈近隐处，取烧作灰。

上一味，水服方寸匕，日三服，小便即利，阴头微肿，此为愈矣。妇人病，取男子裈烧服。

痉为病（一本痉字上有刚字），胸满口噤，卧不着席，脚挛急，必齘齿，可与大承气汤。（二、13）

### 大承气汤方

大黄（四两，酒洗）　　　厚朴（半斤，炙，去皮）

枳实（五枚，炙）　　　　芒硝（三合）

上四味，以水一斗，先煮二物，取五升，去滓，内大黄。煮取二升，去滓，内芒硝，更上火微一二沸，分温再服，得下止服。

湿家之为病，一身尽疼（一云疼烦），发热，身色如熏黄也。（二、15）

狐惑之为病，状如伤寒，默默欲眠，目不得闭，卧起不安，蚀于喉为惑，蚀于阴为狐，不欲饮食，恶闻食臭，其面目乍赤、乍黑、乍白。蚀于上部则声喝（一作嗄），甘草泻心汤主之。（三、10）

**甘草泻心汤方**

甘草（四两）　　　　黄芩（三两）

人参（三两）　　　　干姜（三两）

黄连（一两）　　　　大枣（十二枚）

半夏（半升）

上七味，水一斗，煮取六升，去滓再煎，温服一升，日三服。

蚀于下部则咽干，苦参汤洗之。（三、11）

**苦参汤方**

苦参（一升）

以水一斗，煎取七升，去滓，熏洗，日三服。

蚀于肛者，雄黄熏之。（三、12）

**雄黄熏方**

雄黄

上一味为末，筒瓦二枚合之，烧，向肛熏之。（《脉经》云：病人或从呼吸上蚀其咽，或从下焦蚀其肛阴，蚀上为惑，蚀下为狐，狐惑病者，猪苓散主之）

阳毒之为病，面赤斑斑如锦文，咽喉痛，唾脓血。五日可治，七日不可治，升麻鳖甲汤主之。（三、14）

阴毒之为病，面目青，身痛如被杖，咽喉痛。五日可治，七日不可治，升麻鳖甲汤去雄黄、蜀椒主之。（三、15）

**升麻鳖甲汤方**

| 升麻（二两） | 当归（一两） |
|---|---|
| 蜀椒（一两，炒去汗） | 甘草（二两） |
| 雄黄（半两，研） | 鳖甲（手指大一片，炙） |

上六味，以水四升，煮取一升，顿服之，老小再服，取汗。（《肘后》、《千金方》阳毒用升麻汤，无鳖甲有桂；阴毒用甘草汤，无雄黄）

夫风之为病，当半身不遂，或但臂不遂者，此为痹。脉微而数，中风使然。（五、1）

夫风病，下之则痉，复发汗，必拘急。（二、5）

劳之为病，其脉浮大，手足烦，春夏剧，秋冬瘥，阴寒精

自出，酸削不能行。（六、6）

虚劳里急，悸，衄，腹中痛，梦失精，四肢酸疼，手足烦热，咽干口燥，小建中汤主之。（六、13）

---

**小建中汤方**

桂枝（三两，去皮）　　　　　　甘草（三两，炙）

大枣（十二枚）　　　　　　　　芍药（六两）

生姜（三两）　　　　　　　　　胶饴（一升）

上六味，以水七升，煮取三升，去滓，内胶饴，更上微火消解，温服一升，日三服。（呕家不可用建中汤，以甜故也）

---

虚劳里急，诸不足，黄芪建中汤主之。（六、14）（于小建中汤内加黄芪一两半，余依上法．气短胸满者加生姜，腹满者去枣，加茯苓一两半，及疗肺虚损不足，补气加半夏三两）

虚劳腰痛，少腹拘急，小便不利者，八味肾气丸主之。（六、15）

虚劳诸不足，风气百疾，薯蓣丸主之。（六、16）

---

**薯蓣丸方**

薯蓣（三十分）　　当归 桂枝 干地黄 神曲 大豆黄卷（各十分）

甘草（二十八分）　　芎䓖 麦门冬 芍药 白术 杏仁（各六分）

---

人参（七分）　　　柴胡 桔梗 茯苓（各五分）

阿胶（七分）　　　干姜（三分）

白蔹（二分）　　　防风（六分）

大枣（百枚，为膏）

上二十一味，末之，炼蜜和丸，如弹子大，空腹酒服一丸，一百丸为剂。

虚劳虚烦不得眠，酸枣仁汤主之。（六、17）

**酸枣仁汤方**

酸枣仁（二升）　　　甘草（一两）

知母（二两）　　　茯苓（二两）

芎䓖（二两）

上五味，以水八升，煮酸枣仁，得六升，内诸药，煮取三升，分温三服。

五劳虚极羸瘦，腹满不能饮食，食伤、忧伤、饮伤、房室伤、饥伤、劳伤、经络营卫气伤，内有干血，肌肤甲错，两目黯黑。缓中补虚，大黄䗪虫丸主之。（六、18）

**大黄䗪虫丸方**

大黄（十分，蒸）　　　　黄芩（二两）

甘草（三两）　　　　　　桃仁（一升）

杏仁（一升）　　　　　　芍药（四两）

干地黄（十两）　　　　　干漆（一两）

虻虫（一升）　　　　　　水蛭（百枚）

蛴螬（一升）　　　　　　䗪虫（半升）

上十二味，末之，炼蜜和丸小豆大，酒饮服五丸，日三服。

胸痹之病，喘息咳唾，胸背痛，短气，寸口脉沉而迟，关上小紧数，栝楼薤白白酒汤主之。（九、3）

**栝楼薤白白酒汤方**

栝楼实（一枚，捣）　　　　薤白（半升）

白酒（七升）

上三味，同煮，取二升，分温再服。

胸痹不得卧，心痛彻背者，栝楼薤白半夏汤主之。（九、4）

**栝楼薤白半夏汤方**

栝楼实（一枚）　　　　　　薤白（三两）

半夏（半斤）　　　　　　　白酒（一斗）

上四味，同煮，取四升，温服一升，日三服。

胸痹心中痞，留气结在胸，胸满，胁下逆抢心，枳实薤白桂枝汤主之；人参汤亦主之。（九、5）

**枳实薤白桂枝汤方**

枳实（四枚）　　　　　　　　厚朴（四两）

薤白（半斤）　　　　　　　　桂枝（一两）

栝楼实（一枚，捣）

上五味，以水五升，先煮枳实、厚朴，取二升，去滓，内诸药，煮数沸，分温三服。

**人参汤方**

人参 甘草 干姜 白术（各三两）

上四味，以水八升，煮取三升，温服一升，日三服。

胸痹，胸中气塞，短气，茯苓杏仁甘草汤主之，橘枳姜汤亦主之。（九、6）

**茯苓杏仁甘草汤方**

茯苓（三两）　　　　　　　　杏仁（五十个）

甘草（一两）

上三味，以水一斗，煮取五升，温服一升，日三服。不差，更服。

**橘枳姜汤方**

橘皮（一斤）　　　　　　　枳实（三两）

生姜（半斤）

上三味，以水五升，煮取二升，分温再服。（《肘后》《千金》云治胸痹，胸中愊愊如满，噎塞习习如痒，喉中涩，唾燥沫）

胸痹缓急者，薏苡附子散主之。（九、7）

**薏苡附子散方**

薏苡仁（十五两）　　　　　大附子（十枚，炮）

上二味，杵为散，服方寸匕，日三服。

心中痞，诸逆心悬痛，桂枝生姜枳实汤主之。（九、8）

**桂枝生姜枳实汤方**

桂枝（三两）　　　　　　　生姜（三两）

枳实（五枚）

上三味，以水六升，煮取三升，分温三服。

心痛彻背，背痛彻心，乌头赤石脂丸主之。（九、9）

**乌头赤石脂丸方**

蜀椒（一两，一法二分）　　乌头（一分，炮）

附子（半两，炮，一法一分）　　干姜（一两，一法一分）

赤石脂（一两，一法二分）

上五味，末之，蜜丸如梧子大，先食服一丸，日三服，不知，稍加服。

## 九痛丸（治九种心痛）

附子（三两，炮）　　　　　生狼牙（一两，炙香）

巴豆（一两，去皮心，熬，研如脂）

人参 干姜 吴茱萸（各一两）

上六味，末之，炼蜜丸如桐子大，酒下，强人初服三丸，日三服，弱者二丸。兼治卒中恶，腹胀痛，口不能言。又连年积冷，流主心胸痛，并冷肿上气，落马、坠车、血疾等，皆主之，忌口如常法。

肾着之病，其人身体重，腰中冷，如坐水中，形如水状，反不渴，小便自利，饮食如故，病属下焦，身劳汗出，衣（一作表）里冷湿，久久得之，腰以下冷痛，腹重如带五千钱，甘姜苓术汤主之。（十一、16）

## 甘草干姜茯苓白术汤方

甘草 白术（各二两）　　　　干姜 茯苓（各四两）

上四味，以水五升，煮取三升，分温三服，腰中即温。

淋之为病，小便如粟状，小腹弦急，痛引脐中。（十三、7）

水之为病，其脉沉小，属少阴；浮者为风；无水虚胀者为气；水，发其汗即已。脉沉者宜麻黄附子汤；浮者宜杏子汤。（十四、26）

---

**麻黄附子汤方**

麻黄（三两）　　　　　　甘草（二两）

附子（一枚，炮）

上三味，以水七升，先煮麻黄，去上沫，内诸药，煮取二升半，温服八分，日三服。

---

**杏子汤方**（未见，恐是麻黄杏仁甘草石膏汤）

---

谷疸之为病，寒热不食，食即头眩，心胸不安，久久发黄为谷疸，茵陈蒿汤主之。（十五、13）

---

**茵陈蒿汤方**

茵陈蒿（六两）　　　　　　栀子（十四枚）

大黄（二两）

上三味，以水一斗，先煮茵陈，减六升，内二味，煮取三升，去滓，分温三服。小便当利，尿如皂角汁状，色正赤。一宿腹减，黄从小便去也。

---

酒黄疸，心中懊憹或热痛，栀子大黄汤主之。（十五、15）

### 栀子大黄汤方

栀子（十四枚）　　　　　　大黄（一两）

枳实（五枚）　　　　　　　豉（一升）

上四味，以水六升，煮取二升，分温三服。

黄疸病，茵陈五苓散主之。（一本云茵陈汤及五苓散并主之）
（十五、18）

### 茵陈五苓散方

茵陈蒿末（十分）　　　　　五苓散（五分）

上二物和，先食饮方寸匕，日三服。

黄疸病，小便色不变，欲自利，腹满而喘，不可除热，热
除必哕，哕者，小半夏汤主之。（十五、20）

转筋之为病，其人臂脚直，脉上下行，微弦。转筋入腹
者，鸡屎白散主之。（十九、3）

### 鸡屎白散方

鸡屎白

上一味，为散，取方寸匕，以水六合，和，温服。

蛔虫之为病，令人吐涎，心痛发作有时，毒药不止，甘草
粉蜜汤主之。（十九、6）

**甘草粉蜜汤方**

甘草（二两）              粉（一两）

蜜（四两）

上三味，以水三升，先煮甘草，取二升，去滓，内粉、蜜，搅令和，煎如薄粥，温服一升，差即止。

# 第九集　病家篇

风家，表解而不了了者，十二日愈。（10）

喘家，作桂枝汤加厚朴杏子，佳。（18）

咽喉干燥者，不可发汗。（83）

淋家不可发汗，发汗必便血。（84）

淋家不可发汗，发汗则必便血。（十三、9）

疮家虽身疼痛，不可发汗，汗出则痓。（85）（二、6）

衄家不可发汗，汗出必额上陷，脉急紧，直视不能眴（一作瞬）不得眠。（86）

衄家不可汗，汗出必额上陷，脉紧急，直视不能眴，不得眠。（十六、4）

亡血家不可发汗，发汗则寒栗而振。（87）

汗家重发汗，必恍惚心乱，小便已阴疼，与禹余粮丸。（方本阙。）（88）

呕家有痈脓者，不可治呕，脓尽自愈。（376）

夫呕家有痈脓，不可治呕，脓尽自愈。（十七、1）

湿家，其人但头汗出，背强，欲得被覆向火。若下之早则哕，或胸满，小便不利（一云利），舌上如胎者，以丹田有热，胸上有寒，渴欲得饮而不能饮，则口燥烦也。（二、16）

湿家下之，额上汗出，微喘，小便利（一云不利）者死；若下利不止者，亦死。（二、17）

湿家病身疼发热，面黄而喘，头痛鼻塞而烦，其脉大，自能饮食，腹中和无病，病在头中寒湿，故鼻塞，内药鼻中则愈。（《脉经》云：病人喘。而无"湿家病"以下至"而喘"十一字）（二、19）

湿家身烦疼，可与麻黄加术汤，发其汗为宜，慎不可以火攻之。（二、20）

---

### 麻黄加术汤方

麻黄（三两，去节）　　　　桂枝（二两，去皮）

甘草（一两，炙）　　　　　杏仁（七十个，去皮尖）

白术（四两）

上五味，以水九升，先煮麻黄，减二升，去上沫，内诸药，煮取二升半，去滓，温取八合，覆取微似汗。

---

夫失精家，少腹弦急，阴头寒，目眩（一作目眶痛），发落，脉极虚芤迟，为清谷，亡血失精。脉得诸芤动微紧，男子失精，女子梦交，桂枝加龙骨牡蛎汤主之。（《小品》云：虚弱浮热汗出者，除桂，加白薇、附子各三分，故曰二加龙骨汤）（六、8）

**桂枝加龙骨牡蛎汤方**

桂枝 芍药 生姜（各三两）　　　甘草（二两）

大枣（十二枚）　　　　　　　龙骨 牡蛎（各三两）

上七味，以水七升，煮取三升，分温三服。

夫中寒家，喜欠，其人清涕出，发热色和者，善嚏。（十、6）

呕家本渴，渴者为欲解，今反不渴，心下有支饮故也，小半夏汤主之（《千金》云：小半夏加茯苓汤）。（十二、28）

**小半夏汤方**

半夏（一升）　　　　　　　生姜（半斤）

上二味，以水七升，煮取一升半，分温再服。

咳家其脉弦，为有水，十枣汤主之。（十二、32）

夫有支饮家，咳烦胸中痛者，不卒死，至一百日或一岁，宜十枣汤。（十二、33）

久咳数岁，其脉弱者可治，实大数者死；其脉虚者必苦冒，其人本有支饮在胸中故也，治属饮家。（十二、34）

先渴后呕，为水停心下，此属饮家，小半夏加茯苓汤主之。（十二、41）

腹满，舌痿黄（舌痿疑作身痿），躁不得睡，属黄家。

（十五、10）

黄家日晡所发热，而反恶寒，此为女劳得之。膀胱急，少腹满，身尽黄，额上黑，足下热，因作黑疸。其腹胀如水状，大便必黑，时溏，此女劳之病，非水也，腹满者难治，硝石矾石散主之。（十五、14）

**硝石矾石散方**

硝石 矾石（烧，等分）

上二味，为散，以大麦粥汁和服方寸匕，日三服。病随大小便去，小便正黄，大便正黑，是候也。

诸病黄家，但利其小便，假令脉浮，当以汗解之，宜桂枝加黄芪汤主之。（十五、16）

先呕却渴者，此为欲解；先渴却呕者，为水停心下，此属饮家；呕家本渴，今反不渴者，以心下有支饮故也，此属支饮。（十七、2）

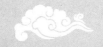

# 第十集 杂病篇

论曰：百合病者，百脉一宗，悉致其病也。意欲食复不能食，常默默，欲卧不能卧，欲行不能行，饮食或有美时，或有不用闻食臭时，如寒无寒，如热无热，口苦，小便赤，诸药不能治，得药则剧吐利，如有神灵者，身形如和，其脉微数。每溺时头痛者，六十日乃愈；若溺时头不痛，淅然者，四十日愈；若溺快然，但头眩者，二十日愈。其证或未病而预见，或病四五日而出，或病二十日，或一月微见者，各随证治之。（三、1）

百合病，发汗后者，百合知母汤主之。（三、2）

**百合知母汤方**

百合（七枚，擘）　　　　知母（三两，切）

上先以水洗百合，渍一宿，当白沫出，去其水，更以泉水二升，煎取一升，去滓；别以泉水二升，煎知母，取一升，去滓；后会和，煎取一升五合，分温再服。

百合病，下之后者，滑石代赭汤主之。（三、3）

**滑石代赭汤方**

百合（七枚，擘）　　　　　　　滑石（三两，碎，绵裹）

代赭石（如弹丸大一枚，碎，绵裹）

上先以水洗百合，渍一宿，当白沫出，去其水，更以泉水二升，煎取一升，去滓；别以泉水二升煎滑石、代赭，取一升，去滓；后合和重煎，取一升五合，分温服。

百合病，吐之后者，百合鸡子汤主之。（三、4）

**百合鸡子汤方**

百合（七枚，擘）　　　　　　　鸡子黄（一枚）

上先以水洗百合，渍一宿，当白沫出，去其水，更以泉水二升，煎取一升，去滓，内鸡子黄，搅匀，煎五分，温服。

百合病，不经吐、下、发汗，病形如初者，百合地黄汤主之。（三、5）

**百合地黄汤方**

百合（七枚，擘）　　　　　　　生地黄汁（一升）

上以水洗百合，渍一宿，当白沫出，出其水，更以泉水二升，煎取一升，去滓，内地黄汁，煎取一升五合，分温再服。中病，勿更取。大便当如漆。

百合病一月不解，变成渴者，百合洗方主之。（三、6）

### 百合洗方

百合（一升）

上以百合一升，以水一斗，渍之一宿，以洗身，洗已，食煮饼，勿以盐豉也。

百合病，渴不差者，栝楼牡蛎散主之。（三、7）

### 栝楼牡蛎散方

栝楼根　牡蛎（熬）（等分）

上为细末，饮服方寸匕，日三服。

百合病，变发热者（一作发寒热），百合滑石散主之。（三、8）

### 百合滑石散方

百合（一两，炙）　　　　滑石（三两）

上为散，饮服方寸匕，日三服。当微利者，止服，热则除。

百合病见于阴者，以阳法救之；见于阳者，以阴法救之。见阳攻阴，复发其汗，此为逆；见阴攻阳，乃复下之，此亦为逆。（三、9）

寸口脉浮而紧，紧则为寒，浮则为虚，寒虚相搏，邪在皮肤。浮者血虚，络脉空虚，贼邪不泻，或左或右，邪气反缓，正气即急，正气引邪，㖞僻不遂。邪在于络，肌肤不仁；邪在于经，即重不胜；邪入于腑，即不识人；邪入于脏，舌即难言，口吐涎。（五、2）

---

**侯氏黑散**（治大风，四肢烦重，心中恶寒不足者。《外台》治风癫）

| | |
|---|---|
| 菊花（四十分） | 白术（十分） |
| 细辛（三分） | 茯苓（三分） |
| 牡蛎（三分） | 桔梗（八分） |
| 防风（十分） | 人参（三分） |
| 矾石（三分） | 黄芩（五分） |
| 当归（三分） | 干姜（三分） |
| 芎䓖（三分） | 桂枝（三分） |

上十四味，杵为散，酒服方寸匕，日一服，初服二十日，温酒调服，禁一切鱼肉大蒜，常宜冷食，六十日止，即药积在腹中不下也，热食即下矣，冷食自能助药力。

---

寸口脉迟而缓，迟则为寒，缓则为虚；荣缓则为亡血，卫缓则为中风。邪气中经，则身痒而瘾疹；心气不足，邪气入中，则胸满而短气。（五、3）

---

**风引汤**（除热瘫痫）

| | |
|---|---|
| 大黄 干姜 龙骨（各四两） | 桂枝（三两） |
| 甘草 牡蛎（各二两） | |

寒水石 滑石 赤石脂 白石脂 紫石英 石膏 (各六两)

上十二味，杵，粗筛，以韦囊盛之，取三指撮，井花水三升，煮三沸，温服一升。（治大人风引，少小惊痫瘛疭，日数十发，医所不疗，除热方。巢氏云：脚气宜风引汤）

**防己地黄汤** (治病如狂状，妄行，独语不休，无寒热，其脉浮。)

防己 (一钱) 　　　　桂枝 (三钱)

防风 (三钱) 　　　　甘草 (二钱)

上四味，以酒一杯，浸之一宿，绞取汁，生地黄二斤，㕮咀，蒸之如斗米饭久，以铜器盛其汁，更绞地黄汁，和分再服。

**头风摩散方**

大附子 (一枚，炮) 　　　　盐 (等分)

上二味为散，沐了，以方寸匕，已摩疾上，令药力行。

寸口脉沉而弱，沉即主骨，弱即主筋，沉即为肾，弱即为肝。汗出入水中，如水伤心。历节黄汗出，故曰历节。（五、4）

趺阳脉浮而滑，滑则谷气实，浮则汗自出。（五、5）

少阴脉浮而弱，弱则血不足，浮则为风，风血相搏，即疼痛如掣。（五、6）

盛人脉涩小，短气，自汗出，历节疼，不可屈伸，此皆饮

酒汗出当风所致。（五、7）

诸肢节疼痛，身体魁羸，脚肿如脱，头眩短气，温温欲吐，桂枝芍药知母汤主之。（五、8）

**桂枝芍药知母汤方**

桂枝（四两）　　　　芍药（三两）

甘草（二两）　　　　麻黄（二两）

生姜（五两）　　　　白术（五两）

知母（四两）　　　　防风（四两）

附子（二枚，炮）

上九味，以水七升，煮取二升，温服七合，日三服。

味酸则伤筋，筋伤则缓，名曰泄；咸则伤骨，骨伤则痿，名曰枯。枯泄相搏，名曰断泄。荣气不通，卫不独行，荣卫俱微，三焦无所御，四属断绝，身体羸瘦，独足肿大，黄汗出，胫冷。假令发热，便为历节也。（五、9）

夫男子平人，脉大为劳，极虚亦为劳。（六、3）

男子面色薄者，主渴及亡血，卒喘悸，脉浮者，里虚也。（六、4）

男子脉虚沉弦，无寒热，短气里急，小便不利，面色白，时目瞑，兼衄，少腹满，此为劳使之然。（六、5）

男子脉浮弱而涩，为无子，精气清冷（一作泠）。（六、

7）

男子平人，脉虚弱细微者，善盗汗也。（六、9）

人年五六十，其病脉大者，痹侠背行，若肠鸣、马刀侠瘿者，皆为劳得之。（六、10）

脉沉小迟，名脱气，其人疾行则喘喝，手足逆寒，腹满，甚则溏泄，食不消化也。（六、11）

脉弦而大，弦则为减，大则为芤，减则为寒，芤则为虚，虚寒相搏，此名为革。妇人则半产漏下，男子则亡血失精。（六、12）

寸口脉弦而大，弦则为减，大则为芤，减则为寒，芤则为虚，寒虚相击，此名曰革，妇人则半产漏下，男子则亡血。（十六、8）

上气，面浮肿，肩息，其脉浮大，不治。又加利，尤甚。（七、3）

上气，喘而躁者，属肺胀，欲作风水，发汗则愈。（七、4）

肺痿吐涎沫而不咳者，其人不渴，必遗尿，小便数，所以然者，以上虚不能制下故也。此为肺中冷，必眩，多涎唾，甘草干姜汤以温之。若服汤已渴者，属消渴。（七、5）

**甘草干姜汤方**

甘草（四两，炙）　　　　　干姜（二两，炮）

上咬咀，以水三升，煮取一升五合，去滓，分温再服。

咳而上气，喉中水鸡声，射干麻黄汤主之。（七、6）

**射干麻黄汤方**

射干（十三枚，一云三两）　　　麻黄（四两）

生姜（四两）　　　　　　　细辛（三两）

紫菀（三两）　　　　　　　款冬花（三两）

五味子（半升）　　　　　　大枣（七枚）

半夏（大者八枚，洗，一法半升）

上九味，以水一斗二升，先煮麻黄两沸，去上沫，内诸药，煮取三升，分温三服。

咳逆上气，时时吐浊，但坐不得眠，皂荚丸主之。（七、7）

**皂荚丸方**

皂荚（八两，刮去皮，用酥炙）

上一味，末之，蜜丸梧子大，以枣膏和汤服三丸，日三夜一服。

咳而脉浮者，厚朴麻黄汤主之。（七、8）

**厚朴麻黄汤方**

厚朴（五两）　　　　　　麻黄（四两）

石膏（如鸡子大）　　　　杏仁（半升）

半夏（半升）　　　　　　干姜（二两）

细辛（二两）　　　　　　小麦（一升）

五味子（半升）

上九味，以水一斗二升，先煮小麦熟，去滓，内诸药，煮取三升，温服一升，日三服。

脉沉者，泽漆汤主之。（七、9）

**泽漆汤方**

半夏（半升）　　　　　　紫参（五两，一作紫菀）

泽漆（三斤，以东流水五斗，煮取一斗五升）

生姜（五两）　　　　　　白前（五两）

甘草 黄芩 人参 桂枝（各三两）

上九味，㕮咀，内泽漆汁中，煮取五升，温服五合，至夜尽。

大逆上气，咽喉不利，止逆下气者，麦门冬汤主之。（七、10）

**麦门冬汤方**

麦门冬（七升）　　　　半夏（一升）

人参（二两）　　　　　甘草（二两）

粳米（三合）　　　　　大枣（十二枚）

上六味，以水一斗二升，煮取六升，温服一升，日三夜一服。

肺痈，喘不得卧，葶苈大枣泻肺汤主之。（七、11）

**葶苈大枣泻肺汤方**

葶苈（熬令黄色，捣丸如弹子大）　大枣（十二枚）

上先以水三升，煮枣取二升，去枣，内葶苈，煮取一升，顿服。

咳而胸满，振寒脉数，咽干不渴，时出浊唾腥臭，久久吐脓如米粥者，为肺痈，桔梗汤主之。（七、12）

**桔梗汤方（亦治血痹）**

桔梗（一两）　　　　　甘草（二两）

上二味，以水三升，煮取一升，分温再服，则吐脓血也。

咳而上气，此为肺胀，其人喘，目如脱状，脉浮大者，越婢加半夏汤主之。（七、13）

**越婢加半夏汤方**

麻黄（六两）　　　　　　　石膏（半斤）

生姜（三两）　　　　　　　大枣（十五枚）

甘草（二两）　　　　　　　半夏（半升）

上六味，以水六升，先煮麻黄，去上沫，内诸药，煮取三升，分温三服。

肺胀，咳而上气，烦躁而喘，脉浮者，心下有水，小青龙加石膏汤主之。（七、14）

**小青龙加石膏汤方**（《千金》证治同，外更加胁下痛引缺盆）

麻黄 芍药 桂枝 细辛 甘草 干姜（各三两）

五味子 半夏（各半升）　　　　　　石膏（二两）

上九味，以水一斗，先煮麻黄，去上沫，内诸药，煮取三升。强人服一升，羸者减之，日三服，小儿服四合。

肺痈胸满胀，一身面目浮肿，鼻塞清涕出，不闻香臭酸辛，咳逆上气，喘鸣迫塞，葶苈大枣泻肺汤主之。（七、15）

奔豚气上冲胸，腹痛，往来寒热，奔豚汤主之。（八、2）

**奔豚汤方**

甘草 芎䓖 当归（各二两）　　半夏（四两）

黄芩（二两）　　生葛（五两）

芍药（二两）　　生姜（四两）

甘李根白皮（一升）

上九味，以水二斗，煮取五升，温服一升，日三夜一服。

平人无寒热，短气不足以息者，实也。（九、2）

趺阳脉微弦，法当腹满，不满者必便难，两胠疼痛，此虚寒从下上也，当以温药服之。（十、1）

腹满时减，复如故，此为寒，当与温药。（十、3）

寸口脉弦者，即胁下拘急而痛，其人啬啬恶寒也。（十、5）

中寒，其人下利，以里虚也，欲嚏不能，此人肚中寒（一云痛）。（十、7）

夫瘦人绕脐痛，必有风冷，谷气不行，而反下之，其气必冲，不冲者，心下则痞。（十、8）

腹中寒气，雷鸣切痛，胸胁逆满，呕吐，附子粳米汤主之。（十、10）

**附子粳米汤方**

附子（一枚,炮）　　　　半夏（半升）

甘草（一两）　　　　　　大枣（十枚）

粳米（半升）

上五味，以水八升，煮米熟，汤成，去滓，温服一升，三日服。

痛而闭者，厚朴三物汤主之。（十、11）

**厚朴三物汤方**

厚朴（八两）　　　　　　大黄（四两）

枳实（五枚）

上三味，以水一斗二升，先煮二味，取五升，内大黄，煮取三升，温服一升，以利为度。

按之心下满痛者，此为实也，当下之，宜大柴胡汤。（十、12）

**大柴胡汤方**

柴胡（半斤）　　　　　　黄芩（三两）

芍药（三两）　　　　　　半夏（半升,洗）

枳实（四枚,炙）　　　　大黄（二两）

大枣（十二枚）　　　　　生姜（五两）

上八味，以水一斗二升，煮取六升，去滓，再煎，温服一升，日三服。

心胸中大寒痛，呕不能饮食，腹中寒，上冲皮起，出见有头足，上下痛而不可触近，大建中汤主之。（十、14）

### 大建中汤方

蜀椒（二合，去汗）　　　　　　干姜（四两）

人参（二两）

上三味，以水四升，煮取二升，去滓，内胶饴一升，微火煎取一升半，分温再服；如一炊顷，可饮粥二升，后更服，当一日食糜，温覆之。

胁下偏痛，发热，其脉紧弦，此寒也，以温药下之，宜大黄附子汤。（十、15）

### 大黄附子汤方

大黄（三两）　　　　　　　　附子（三枚，炮）

细辛（二两）

上三味，以水五升，煮取二升，分温三服　若强人煮取二升半，分温三服，服后如人行四五里，进一服。

寒气厥逆，赤丸主之。（十、16）

### 赤丸方

茯苓 (四两)　　　　　　　　乌头 (二两，炮)

半夏 (四两，洗) (一方用桂)　　细辛 (一两) (《千金》作人参)

上四味，末之，内真朱为色，炼蜜丸如麻子大，先食酒饮下三丸，日再，夜一服，不知，稍增之，以知为度。

腹痛，脉弦而紧，弦则卫气不行，即恶寒，紧则不欲食，邪正相搏，即为寒疝。寒疝绕脐痛，若发则白汗出，手足厥冷，其脉沉弦者，大乌头煎主之。（十、17）

### 大乌头煎方

乌头 (大者五枚，熬去皮，不㕮咀)

上以水三升，煮取一升，去滓，内蜜二升，煎令水气尽，取二升，强人服七合，弱人服五合。不差，明日更服，不可一日再服。

寒疝腹中痛，及胁痛里急者，当归生姜羊肉汤主之。（十、18）

### 当归生姜羊肉汤方

当归 (三两)　　　　　　　　生姜 (五两)

羊肉 (一斤)

上三味，以水八升，煮取三升，温服七合，日三服。若寒多者加生姜成一斤；痛多而呕者，加橘皮二两、白术一两。加生姜者，亦加水五升，煮取三升二合，服之。

寒疝腹中痛，逆冷，手足不仁，若身疼痛，灸刺诸药不能治，抵当乌头桂枝汤主之。（十、19）

**乌头桂枝汤方**

乌头（五枚）

上一味，以蜜二斤，煎减半，去滓，以桂枝汤五合解之，得一升后，初服二合，不知，即取三合；又不知，复加至五合。其知者，如醉状，得吐者，为中病。

**桂枝汤方**

桂枝（三两，去皮）　　　芍药（三两）

甘草（二两，炙）　　　　生姜（三两）

大枣（十二枚）

上五味，剉，以水七升，微火煮取三升，去滓。

其脉数而紧乃弦，状如弓弦，按之不移。脉数弦者，当下其寒；脉紧大而迟者，必心下坚；脉大而紧者，阳中有阴，可下之。（十、20）

脉数而滑者实也，此有宿食，下之愈，宜大承气汤。（十、22）

宿食在上脘，当吐之，宜瓜蒂散。（十、24）

### 瓜蒂散方

瓜蒂（一分，熬黄）　　　　　赤小豆（一分，煮）

上二味，杵为散，以香豉七合煮取汁，和散一钱匕，温服之。不吐者，少加之，以快吐为度而止。（亡血及虚者不可与之）。

脉紧如转索无常者，有宿食也。（十、25）

脉紧（一云寸口脉紧），头痛风寒，腹中有宿食不化也。（十、26）

肺中风者，口燥而喘，身运而重，冒而肿胀。（十一、1）

肺中寒，吐浊涕。（十一、2）

肺死脏，浮之虚，按之弱如葱叶，下无根者，死。（十一、3）

肝中风者，头目瞤，两胁痛，行带伛，令人嗜甘。（十一、4）

肝中寒者，两臂不举，舌本燥，喜太息，胸中痛，不得转侧，食则吐而汗出也。（《脉经》、《千金》云，时盗汗，咳，食已吐其汁）（十一、5）

肝死脏，浮之弱，按之如索不来，或曲如蛇行者，死。（十一、6）

肝着，其人常欲蹈其胸上，先未苦时，但欲饮热，旋覆花

汤主之。（十一、7）

心中风者，翕翕发热，不能起，心中饥，食即呕吐。（十一、8）

心中寒者，其人苦病心如啖蒜状，剧者心痛彻背，背痛彻心，譬如蛊注。其脉浮者，自吐乃愈。（十一、9）

心伤者，其人劳倦，即头面赤而下重，心中痛而自烦，发热，当脐跳，其脉弦，此为心脏伤所致也。（十一、10）

心死脏，浮之实如麻豆，按之益躁疾者，死。（十一、11）

邪哭使魂魄不安者，血气少也，血气少者属于心，心气虚者，其人则畏，合目欲眠，梦远行而精神离散，魂魄妄行。阴气衰者为癫，阳气衰者为狂。（十一、12）

脾中风者，翕翕发热，形如醉人，腹中烦重，皮目瞤瞤而短气。（十一、13）

脾死脏，浮之大坚，按之如覆杯，洁洁状如摇者，死。（十一、14）

肾死脏，浮之坚，按之乱如转丸，益下入尺中者，死。（十一、17）

心水者，其身重而少气，不得卧，烦而躁，其人阴肿。（十四、13）

水在心，心下坚筑，短气，恶水不欲饮。（十二、3）

肺水者，其身肿，小便难，时时鸭溏。（十四、15）

水在肺，吐涎沫，欲饮水。（十二、4）

脾水者，其腹大，四肢苦重，津液不生，但苦少气，小便难。（十四、16）

水在脾，少气身重。（十二、5）

肝水者，其腹大，不能自转侧，胁下腹痛，时时津液微生，小便续通。（十四、14）

水在肝，胁下支满，嚏而痛。（十二、6）

肾水者，其腹大，脐肿腰痛，不得溺，阴下湿如牛鼻上汗，其足逆冷，面反瘦。（十四、17）

水在肾，心下悸。（十二、7）

心下悸者，半夏麻黄丸主之。（十六、13）

**半夏麻黄丸方**

半夏　麻黄（等分）

上二味，末之，炼蜜和丸小豆大，饮服三丸，日三服。

夫心下有留饮，其人背寒冷如手大。（十二、8）

留饮者，胁下痛引缺盆，咳嗽则辄已（一作转甚）。（十二、9）

胸中有留饮，其人短气而渴，四肢历节痛。脉沉者，有留饮。（十二、10）

膈上病痰，满喘咳吐，发则寒热，背痛腰疼，目泣自出，其人振振身瞤剧，必有伏饮。（十二、11）

肺饮不弦，但苦喘短气。（十二、13）

支饮亦喘而不能卧，加短气，其脉平也。（十二、14）

心下有痰饮，胸胁支满，目眩，苓桂术甘汤主之。（十二、16）

### 茯苓桂枝白术甘草汤方

| | |
|---|---|
| 茯苓（四两） | 桂枝（三两） |
| 白术（三两） | 甘草（二两） |

上四味，以水六升，煮取三升，分温三服，小便则利。

夫短气有微饮，当从小便去之，苓桂术甘汤主之（方见上）；肾气丸亦主之。（十二、17）

脉浮而细滑，伤饮。（十二、19）

脉弦数，有寒饮，冬夏难治。（十二、20）

脉沉而弦者，悬饮内痛。（十二、21）

膈间支饮，其人喘满，心下痞坚，面色黧黑，其脉沉紧，得之数十日，医吐下之不愈，木防己汤主之。虚者即愈，实者三日复发，复与不愈者，宜木防己汤去石膏加茯苓芒硝汤主之。（十二、24）

### 木防己汤方

木防己（三两）　　　　　石膏（十二枚，如鸡子大）

桂枝（二两）　　　　　　人参（四两）

上四味，以水六升，煮取二升，分温再服。

### 木防己去石膏加茯苓芒硝汤方

木防己（二两）　　　　　桂枝（二两）

人参（四两）　　　　　　芒硝（三合）

茯苓（四两）

上五味，以水六升，煮取二升，去滓，内芒硝，再微煎，分温再服，微利则愈。

心下有支饮，其人苦冒眩，泽泻汤主之。（十二、25）

### 泽泻汤方

泽泻（五两）　　　　　　白术（二两）

上二味，以水二升，煮取一升，分温再服。

支饮胸满者，厚朴大黄汤主之。（十二、26）

### 厚朴大黄汤方

厚朴（一尺）　　　大黄（六两）

枳实（四枚）

上三味，以水五升，煮取二升，分温再服。

支饮不得息，葶苈大枣泻肺汤主之。（十二、27）

腹满，口舌干燥，此肠间有水气，己椒苈黄丸主之。（十二、29）

---

**己椒苈黄丸方**

防己（一两）　　　　　　　椒目（一两）

葶苈（一两，熬）　　　　　大黄（一两）

上四味，末之，蜜丸如梧子大，先食饮服一丸，日三服，稍增，口中有津液。渴者加芒硝半两。

---

卒呕吐，心下痞，膈间有水，眩悸者，小半夏加茯苓汤主之。（十二、30）

---

**小半夏加茯苓汤方**

半夏（一升）　　　　　　　生姜（半斤）

茯苓（三两，一法四两）

上三味，以水七升，煮取一升五合，分温再服。

---

假令瘦人脐下有悸，吐涎沫而癫眩，此水也，五苓散主之。（十二、31）

**五苓散方**

泽泻（一两一分）　　　　猪苓（三分，去皮）

茯苓（三分）　　　　　　白术（三分）

桂枝（二分，去皮）

上五味，为末，白饮服方寸匕，日三服，多饮暖水，汗出愈。

咳逆倚息，不得卧，小青龙汤主之。（十二、35）

青龙汤下已，多唾口燥，寸脉沉，尺脉微，手足厥逆，气从小腹上冲胸咽，手足痹，其面翕热如醉状，因复下流阴股，小便难，时复冒者；与茯苓桂枝五味子甘草汤，治其气冲。（十二、36）

**茯苓桂枝五味子甘草汤方**

茯苓（四两）　　　　　　桂枝（四两，去皮）

甘草（三两，炙）　　　　五味子（半升）

上四味，以水八升，煮取三升，去滓，分三温服。

冲气即低，而反更咳，胸满者，用桂苓五味甘草汤去桂，加干姜、细辛，以治其咳满。（十二、37）

**苓甘五味姜辛汤方**

茯苓（四两）　　　　　　　　甘草（三两）

干姜（三两）　　　　　　　　细辛（三两）

五味子（半升）

上五味，以水八升，煮取三升，去滓，温服半升，日三服。

咳满即止，而更复渴，冲气复发者，以细辛、干姜为热药也。服之当遂渴，而渴反止者，为支饮也。支饮者，法当冒，冒者必呕，呕者复内半夏，以去其水。（十二、38）

**桂苓五味甘草去桂加干姜细辛半夏汤方**

茯苓（四两）　　　　　　　甘草 细辛 干姜（各二两）

五味子 半夏（各半升）

上六味，以水八升，煮取三升，去滓，温服半升，日三服。

水去呕止，其人形肿者，加杏仁主之。其证应内麻黄，以其人逐痹，故不内之。若逆而内之者，必厥。所以然者，以其人血虚，麻黄发其阳故也。（十二、39）

**苓甘五味加姜辛半夏杏仁汤方**

茯苓（四两）　　　　　　　　甘草（三两）

五味子（半升）　　　　　　　干姜（三两）

细辛（三两）　　　　半夏（半升）

杏仁（半升，去皮尖）

上七味，以水一斗，煮取三升，去滓，温服半升，日三服。

若面热如醉，此为胃热上冲熏其面，加大黄以利之。
（十二、40）

**苓甘五味加姜辛半杏大黄汤方**

茯苓（四两）　　　　甘草（三两）

五味子（半升）　　　干姜（三两）

细辛（三两）　　　　半夏（半升）

杏仁（半升）　　　　大黄（三两）

上八味，以水一斗，煮取三升，去滓，温服半升，日三服。

寸口脉浮而迟，浮即为虚，迟即为劳；虚则卫气不足，劳则荣气竭。趺阳脉浮而数，浮即为气，数即为消谷而大坚（一作紧）。气盛则溲数，溲数即坚，坚数相搏，即为消渴。（十三、2）

男子消渴，小便反多，以饮一斗，小便一斗，肾气丸主之。（十三、3）

脉浮，小便不利，微热消渴者，宜利小便发汗，五苓散主之。（十三、4）

渴欲饮水，水入则吐者，名曰水逆，五苓散主之。（十三、5）

渴欲饮水不止者，文蛤散主之。（十三、6）

### 文蛤散方

文蛤（五两）

上一味，杵为散，以沸汤五合，和服方寸匕。

跌阳脉数，胃中有热，即消谷引食，大便必坚，小便即数。（十三、8）

小便不利者，有水气，其人若渴，栝楼瞿麦丸主之。（十三、10）

### 栝楼瞿麦丸方

栝楼根（二两）　　　　　　茯苓（三两）

薯蓣（三两）　　　　　　　附子（一枚，炮）

瞿麦（一两）

上五味，末之，炼蜜丸梧子大，饮服三丸，日三服，不知，增至七八丸，以小便利，腹中温为知。

小便不利，蒲灰散主之，滑石白鱼散、茯苓戎盐汤并主之。（十三、11）

**蒲灰散方**

蒲灰（七分）　　　　　　　滑石（三分）

上二味，杵为散，饮服方寸匕，日三服。

**滑石白鱼散方**

滑石（二分）　　　　　　　乱发（二分，烧）

白鱼（二分）

上三味，杵为散，饮服半钱匕，日三服。

**茯苓戎盐汤方**

茯苓（半斤）　　　　　　　白术（二两）

戎盐（弹丸大一枚）

上三味，先将茯苓、白术煎成，入戎盐，再煎，分温三服。

寸口脉沉滑者，中有水气，面目肿大，有热，名曰风水。视人之目窠上微拥，如蚕新卧起状，其颈脉动，时时咳，按其手足上，陷而不起者，风水。（十四、3）

里水者，一身面目黄肿，其脉沉，小便不利，故令病水。假如小便自利，此亡津液，故令渴也，越婢加术汤主之。（十四、5）

趺阳脉当伏，今反紧，本自有寒，疝瘕，腹中痛，医反下

之，下之即胸满短气。（十四、6）

跌阳脉当伏，今反数，本自有热，消谷，小便数，今反不利，此欲作水。（十四、7）

寸口脉浮而迟，浮脉则热，迟脉则潜，热潜相搏，名曰沉；跌阳脉浮而数，浮脉即热，数脉即止，热止相搏，名曰伏；沉伏相搏，名曰水；沉则络脉虚，伏则小便难，虚难相搏，水走皮肤，即为水矣。（十四、8）

寸口脉弦而紧，弦则卫气不行，即恶寒，水不沾流，走于肠间。少阴脉紧而沉，紧则为痛，沉则为水，小便即难。（十四、9）

脉得诸沉，当责有水，身体肿重。水病脉出者死。（十四、10）

风水，脉浮身重，汗出恶风者，防己黄芪汤主之。腹痛者加芍药。（十四、22）

风水恶风，一身悉肿，脉浮不渴，续自汗出，无大热，越婢汤主之。（十四、23）

---

**越婢汤方**

麻黄（六两）　　　　　　石膏（半斤）

生姜（三两）　　　　　　大枣（十五枚）

甘草（二两）

---

> 上五味，以水六升，先煮麻黄，去上沫，内诸药，煮取三升，分温三服。恶风者加附子一枚，炮。风水加术四两。（《古今录验》）

里水，越婢加术汤主之，甘草麻黄汤亦主之。（十四、25）

### 甘草麻黄汤方

甘草（二两）　　　　　　麻黄（四两）

> 上二味，以水五升，先煮麻黄，去上沫，内甘草，煮取三升，温服一升，重复汗出，不汗，再服，慎风寒。

寸口脉浮而缓，浮则为风，缓则为痹。痹非中风，四肢苦烦，脾色必黄，瘀热以行。（十五、1）

趺阳脉紧而数，数则为热，热则消谷，紧则为寒，食即为满。尺脉浮为伤肾，趺阳脉紧为伤脾。风寒相搏，食谷即眩，谷气不消，胃中苦浊，浊气下流，小便不通，阴被其寒，热流膀胱，身体尽黄，名曰谷疸。额上黑，微汗出，手足中热，薄暮即发，膀胱急，小便自利，名曰女劳疸，腹如水状不治。心中懊憹而热，不能食，时欲吐，名曰酒疸。（十五、2）

酒黄疸者，或无热，靖言了，腹满欲吐，鼻燥，其脉浮者先吐之，沉弦者先下之。（十五、5）

酒疸，心中热，欲呕者，吐之愈。（十五、6）

酒疸下之，久久为黑疸，目青面黑，心中如啖蒜齑状，大便正黑，皮肤爪之不仁，其脉浮弱，虽黑微黄，故知之。（十五、7）

脉沉，渴欲饮水，小便不利者，皆发黄。（十五、9）

疸而渴者，其疸难治，疸而不渴者，其疸可治。发于阴部，其人必呕；阳部，其人振寒而发热也。（十五、12）

诸黄，猪膏发煎主之。（十五、17）

**猪膏发煎方**

猪膏（半斤）　　　　　　　乱发（如鸡子大，三枚）

上二味，和膏中煎之，发消药成，分再服，病从小便出。

黄疸腹满，小便不利而赤，自汗出，此为表和里实，当下之，宜大黄硝石汤。（十五、19）

**大黄硝石汤方**

大黄 黄柏 硝石（各四两）　　　栀子（十五枚）

上四味，以水六升，煮取二升，去滓，内硝，更煮取一升，顿服。

诸黄，腹痛而呕者，宜柴胡汤。（十五、21）

男子黄，小便自利，当与虚劳小建中汤。（十五、22）

寸口脉动而弱，动即为惊，弱则为悸。（十六、1）

夫吐血，咳逆上气，其脉数而有热，不得卧者，死。

（十六、6）

夫酒客咳者，必致吐血，此因极饮过度所致也。（十六、7）

亡血不可发其表，汗出则寒栗而振。（十六、9）

吐血不止者，柏叶汤主之。（十六、14）

**柏叶汤方**

柏叶 干姜（各三两）　　　　艾（三把）

上三味，以水五升，取马通汁一升，合煮取一升，分温再服。

下血，先便后血，此远血也，黄土汤主之。（十六、15）

**黄土汤方**（亦主吐血衄血）

甘草（三两）　　　　干地黄（三两）

白术（三两）　　　　附子（三两，炮）

阿胶（三两）　　　　黄芩（三两）

灶中黄土（半斤）

上七味，以水八升，煮取三升，分温二服。

下血，先血后便，此近血也，赤小豆当归散主之。（十六、16）

心气不足，吐血，衄血，泻心汤主之。（十六、17）

**泻心汤方（亦治霍乱）**

大黄（二两）　　　　　　　　黄连　黄芩（各一两）

上三味，以水三升，煮取一升，顿服之。

寸口脉微而数，微则无气，无气则荣虚，荣虚则血不足，血不足则胸中冷。（十七、4）

哕而腹满，视其前后，知何部不利，利之即愈。（十七、7）

哕逆者，橘皮竹茹汤主之。（十七、23）

**橘皮竹茹汤方**

橘皮（二升）　　　　　　　　竹茹（二升）

大枣（三十枚）　　　　　　　生姜（半斤）

甘草（五两）　　　　　　　　人参（一两）

上六味，以水一斗，煮取三升，温服一升，日三服。

诸呕吐，谷不得下者，小半夏汤主之。（十七、12）

干呕，吐涎沫，头痛者，吴茱萸汤主之。（十七、9）（378）。（注：本条同为《金匮要略》与《伤寒论》中的条文，但煎服法不同。）

**吴茱萸汤方**

吴茱萸（一升，汤洗七遍）　　　人参（三两）

大枣（十二枚，擘）　　　　　　生姜（六两，切）

上四味，以水七升，煮取二升，去滓，温服七合，日三服。

干呕而利者，黄芩加半夏生姜汤主之。（十七、11）

> **黄芩加半夏生姜汤方**
>
> 黄芩（三两）　　　　　　　甘草（二两，炙）
>
> 芍药（二两）　　　　　　　半夏（半升）
>
> 生姜（三两）　　　　　　　大枣（十二枚）
>
> 上六味，以水一斗，煮取三升，去滓，温服一升，日再，夜一服。

干呕，吐逆，吐涎沫，半夏干姜散主之。（十七、20）

> **半夏干姜散方**
>
> 半夏 干姜（各等分）
>
> 上二味，杵为散，取方寸匕，浆水一升半，煎取七合，顿服之。

干呕，哕，若手足厥者，橘皮汤主之。（十七、22）

> **橘皮汤方**
>
> 橘皮（四两）　　　　　　　生姜（半斤）
>
> 上二味，以水七升，煮取三升，温服一升，下咽即愈。

呕而发热者，小柴胡汤主之。（十七、15）（379）

> **小柴胡汤方**
>
> 柴胡（半斤）　　　　　　　黄芩（三两）
>
> 人参（三两）　　　　　　　甘草（三两，炙）

生姜（三两，切）　　　　半夏（半斤，洗）

大枣（十二枚，擘）

上七味，以水一斗二升，煮取六升，去滓，更煎取三升，温服一升，日三服。

呕而胸满者，吴茱萸汤主之。（十七、8）

呕而肠鸣，心下痞者，半夏泻心汤主之。（十七、10）

**半夏泻心汤方**

半夏（半升，洗）　　　　黄芩 干姜 人参（各三两）

黄连（一两）　　　　　　大枣（十二枚）

甘草（三两，炙）

上七味，以水一斗，煮取六升，去滓再煮，取三升，温服一升，日三服。

呕而脉弱，小便复利，身有微热，见厥者，难治，四逆汤主之。（十七、14）（377）

**四逆汤方**

附子（一枚，生用）　　　　干姜（一两半）

甘草（二两，炙）

上三味，以水三升，煮取一升二合，去滓，分温再服。强人可大附子一枚，干姜三两。

呕吐而病在膈上，后思水者解，急与之。思水者，猪苓散主之。（十七、13）

### 猪苓散方

猪苓 茯苓 白术（各等分）

上三味，杵为散，饮服方寸匕，日三服。

趺阳脉浮而涩，浮则为虚，涩则伤脾，脾伤则不磨，朝食暮吐，暮食朝吐，宿谷不化，名曰胃反。脉紧而涩，其病难治。（十七、5）

胃反呕吐者，大半夏汤主之。（《千金》云：治胃反不受食，食入即吐。《外台》云：治呕心下痞鞕者）（十七、16）

### 大半夏汤方

半夏（二升，洗完用）　　　　　人参（三两）

白蜜（一升）

上三味，以水一斗二升，和蜜扬之二百四十遍，煮取二升半，温服一升，余分再服。

食已即吐者，大黄甘草汤主之。（《外台》方，又治吐水）（十七、17）

**大黄甘草汤方**

大黄（四两）　　　　　　　　甘草（一两）

上二味，以水三升，煮取一升，分温再服。

胃反，吐而渴，欲饮水者，茯苓泽泻汤主之。（十七、18）

**茯苓泽泻汤方**（《外台》云：治消渴脉绝胃反吐食方，有小麦一升）

茯苓（半斤）　　　　　　　　泽泻（四两）

甘草（二两）　　　　　　　　桂枝（二两）

白术（三两）　　　　　　　　生姜（四两）

上六味，以水一斗，煮取三升，内泽泻，再煮取二升半，温服八合，日三服。

吐后，渴欲得水而贪饮者，文蛤汤主之。兼主微风，脉紧，头痛。（十七、19）

**文蛤汤方**

文蛤（五两）　　　　　　　　麻黄 甘草 生姜（各三两）

石膏（五两）　　　　　　　　杏仁（五十枚）

大枣（十二枚）

上七味，以水六升，煮取二升，温服一升，汗出即愈。

下利，有微热而渴，脉弱者，今自愈。（十七、27）（360）

下利脉数，有微热，汗出，今自愈，设脉紧，为未解。（十七、28）

下利脉数，有微热汗出，今自愈，设复紧，为未解。（一云设脉浮复紧）（361）

下利脉反弦，发热身汗者，自愈。（十七、30）

下利脉数而渴者，今自愈。设不差，必清脓血，以有热故也。（十七、29）（367）

下利，寸脉反浮数，尺中自涩者，必清脓血。（十七、32）（363）

下利，便脓血者，桃花汤主之。（十七、42）

**桃花汤方**

赤石脂（一斤，一半封，一半筛末）

干姜（一两）　　　　　　　粳米（一升）

上三味，以水七升，煮米令熟，去滓，温服七合，内赤石脂末方寸匕，日三服，若一服愈，余勿服。

热利下重者，白头翁汤主之。（十七、43）（371）

### 白头翁汤方

白头翁（二两）　　　　　　黄连　黄柏　秦皮（各三两）

上四味，以水七升，煮取二升，去滓，温服一升。不愈，更服。

下利欲饮水者，以有热故也，白头翁汤主之。（373）

下利后，更烦，按之心下濡者，为虚烦也，栀子豉汤主之。（十七、44）

### 栀子豉汤方

栀子（十四枚）　　　　　　香豉（四合，绵裹）

上二味，以水四升，先煮栀子，得二升半，内豉，煮取一升半，去滓，分二服，温进一服，得吐则止。

下利后更烦，按之心下濡者，为虚烦也，宜栀子豉汤。（375）

### 栀子豉汤方

肥栀子（十四个，擘）　　　　香豉（四合，绵裹）

上二味，以水四升，先煮栀子，取二升半，内豉，更煮取一升半，去滓，分再服。一服得吐，止后服。

下利，肺痛，紫参汤主之。（十七、46）

**紫参汤方**

紫参（半斤）　　　　　　　甘草（三两）

上二味，以水五升，先煮紫参，取二升，内甘草，煮取一升半，分温三服。

下利腹胀满，身体疼痛者，先温其里，乃攻其表。温里宜四逆汤，攻表宜桂枝汤。（十七、36）

下利腹胀满，身体疼痛者，先温其里，乃攻其表。温里宜四逆汤，攻表宜桂枝汤。（372）

下利气者，当利其小便。（十七、31）

气利，诃梨勒散主之。（十七、47）

**诃梨勒散方**

诃梨勒（十枚，煨）

上一味为散，粥饮和，顿服。

下利清谷，不可攻其表，汗出必胀满。（十七、33）

下利清谷，不可攻表，汗出必胀满。（364）

下利脉沉而迟，其人面少赤，身有微热，下利清谷者，必郁冒，汗出而解。病人必微热，所以然者，其面戴阳，下虚故也。（十七、34）

下利，脉沉而迟，其人面少赤，身有微热，下利清谷者，

必郁冒汗出而解，病人必微厥。所以然者，其面戴阳，下虚故也。（366）

下利清谷，里寒外热，汗出而厥者，通脉四逆汤主之。（十七、45）

**通脉四逆汤方**

附子（大者一枚，生用，去皮，破八片）　　干姜（三两，强人可四两）

甘草（二两，炙）

上三味，以水三升，煮取一升二合，去滓，分温再服。其脉即出者愈。

下利后脉绝，手足厥冷，晬时脉还，手足温者生，脉不还者死。（十七、35）（368）

下利手足厥冷，无脉者，灸之不温，若脉不还，反微喘者，死。少阴负趺阳者，为顺也。（十七、26）（362）

下利三部脉皆平，按之心下坚者，急下之，宜大承气汤。（十七、37）

下利，脉迟而滑者，实也，利未欲止，急下之，宜大承气汤。（十七、38）

下利，脉反滑者，当有所去，下乃愈，宜大承气汤。（十七、39）

下利不饮食者，有宿食也，当下之，宜大承气汤。（十、

23）

下利已差，至其年月日时复发者，以病不尽故也，当下之，宜大承气汤。（十七、40）

下利谵语者，有燥屎也，小承气汤主之。（十七、41）

**小承气汤方**

大黄（四两）　　　　　　厚朴（二两，炙）

枳实（大者三枚，炙）

上三味，以水四升，煮取一升二合，去滓，分温二服。得利则止。

下利谵语者，有燥屎也，宜小承气汤。（374）

**小承气汤方**

大黄（四两，酒洗）　　　　枳实（三枚，炙）

厚朴（二两，去皮，炙）

上三味，以水四升，煮取一升二合，去滓，分二服。初一服，谵语止，若更衣者，停后服，不尔尽服之。

下利脉沉弦者，下重；脉大者，为未止；脉微弱数者，为欲自止，虽发热不死。（十七、25）

下利，脉沉弦者，下重也；脉大者为未止；脉微弱数者，为欲自止，虽发热，不死。（365）

夫六腑气绝于外者，手足寒，上气，脚缩；五脏气绝于内者，利不禁，下甚者，手足不仁。（十七、24）

手足厥寒，脉细欲绝者，当归四逆汤主之。（351）

**当归四逆汤方**

当归（三两）　　　　　　桂枝（三两，去皮）

芍药（三两）　　　　　　细辛（三两）

甘草（二两，炙）　　　　通草（二两）

大枣（二十五枚，擘。一法，十二枚）

上七味，以水八升，煮取三升，去滓，温服一升，日三服。

恶寒，脉微（一作缓）而复利，利止亡血也，四逆加人参汤主之。（385）

**四逆加人参汤方**

甘草（二两，炙）　　　　附子（一枚，生，去皮，破八片）

干姜（一两半）　　　　　人参（一两）

上四味，以水三升，煮取一升二合，去滓，分温再服。

吐利发汗，脉平小烦者，以新虚，不胜谷气故也。（391）

吐利汗出，发热恶寒，四肢拘急，手足厥冷者，四逆汤主之。（388）

**四逆汤方**

甘草（二两，炙）　　　　　　　干姜（一两半）

附子（一枚，生，去皮，破八片）

上三味，以水三升，煮取一升二合，去滓，分温再服，强人可大附子一枚，干姜三两。

既吐且利，小便复利，而大汗出，下利清谷，内寒外热，脉微欲绝者，四逆汤主之。（389）

吐已下断，汗出而厥，四肢拘急不解，脉微欲绝者，通脉四逆加猪胆汤主之。（390）

**四逆加猪胆汤方**

甘草（二两，炙）　　　　　　　干姜（三两，强人可四两）

附子（大者一枚，生，去皮，破八片）　　猪胆汁（半合）

上四味，以水三升，煮取一升二合，去滓，内猪胆汁，分温再服，其脉即来，无猪胆，以羊胆代之。

吐利止，而身痛不休者，当消息和解其外，宜桂枝汤小和之。（387）

阴狐疝气者，偏有小大，时时上下，蜘蛛散主之。（十九、4）

**蜘蛛散方**

蜘蛛（十四枚，熬焦）　　　桂枝（半两）

上二味，为散，取八分一匕，饮和服，日再服。蜜丸亦可。

蛔厥者，当吐蛔，今病者静而复时烦，此为脏寒，蛔上入膈，故烦，须臾复止，得食而呕，又烦者，蛔闻食臭出，其人当自吐蛔。（十九、7）

蛔厥者，乌梅丸主之。（十九、8）

**乌梅丸方**

乌梅（三百枚）　　　　　细辛（六两）

干姜（十两）　　　　　　黄连（一斤）

当归（四两）　　　　　　附子（六两，炮）

川椒（四两，去汗）　　　桂枝（六两）

人参（六两）　　　　　　黄柏（六两）

上十味，异捣筛，合治之，以苦酒渍乌梅一宿，去核，蒸之五升米下，饭熟捣成泥，和药令相得，内臼中，与蜜杵二千下，丸如梧子大，先食饮服十丸，三服，稍加至二十丸。禁生冷滑臭等食。

# 第十一集　外科篇

诸浮数脉，应当发热，而反洒淅恶寒，若有痛处，当发其痈。（十八、1）

师曰：诸痈肿，欲知有脓无脓，以手掩肿上，热者为有脓，不热者为无脓。（十八、2）

肠痈之为病，其身甲错，腹皮急，按之濡，如肿状，腹无积聚，身无热，脉数，此为腹内有痈脓，薏苡附子败酱散主之。（十八、3）

**薏苡附子败酱散方**

薏苡仁（十分）　　　　　　附子（二分）

败酱（五分）

上三味，杵为末，取方寸匕，以水二升，煎减半，顿服。小便当下。

肠痈者，少腹肿痞，按之即痛如淋，小便自调，时时发热，自汗出，复恶寒。其脉迟紧者，脓未成，可下之，当有血。脉洪数者，脓已成，不可下也。大黄牡丹汤主之。
（十八、4）

---

**大黄牡丹汤方**

大黄（四两）　　　　　　牡丹（一两）

桃仁（五十个）　　　　　瓜子（半升）

芒硝（三合）

上五味，以水六升，煮取一升，去滓，内芒硝，再煎沸，顿服之，有脓当下；如无脓，当下血。

---

问曰：寸口脉浮微而涩，然当亡血，若汗出，设不汗者云何？答曰：若身有疮，被刀斧所伤，亡血故也。（十八、5）

病金疮，王不留行散主之。（十八、6）

---

**王不留行散方**

王不留行（十分，八月八日采）

蒴藋细叶（十分，七月七日采）

桑东南根白皮（十分，三月三日采）

甘草（十八分）　　　　　川椒（三分，除目及闭口者，去汗）

黄芩（二分）　　　　　　干姜（二分）

芍药（二分）　　　　　　厚朴（二分）

上九味，桑根皮以上三味烧灰存性，勿令灰过，各别杵筛，合治之

---

为散，服方寸匕。小疮即粉之，大疮但服之，产后亦可服。如风寒，桑东根勿取之。前三物，皆阴干百日。

## 排脓散方

枳实（十六枚）　　　　　　芍药（六分）

桔梗（二分）

上三味，杵为散，取鸡子黄一枚，以药散与鸡黄相等，揉和令相得，饮和服之，日一服。

## 排脓汤方

甘草（二两）　　　　　　桔梗（三两）

生姜（一两）　　　　　　大枣（十枚）

上四味，以水三升，煮取一升，温服五合，日再服。

浸淫疮，从口流向四肢者，可治；从四肢流来入口者，不可治。（十八、7）

浸淫疮，黄连粉主之。（方未见）（十八、8）

# 第十二集　妇科篇

师曰：妇人得平脉，阴脉小弱，其人渴，不能食，无寒热，名妊娠，桂枝汤主之。于法六十日当有此证，设有医治逆者，却一月，加吐下者，则绝之。（二十、1）

妇人宿有癥病，经断未及三月，而得漏下不止，胎动在脐上者，为癥痼害。妊娠六月动者，前三月经水利时，胎下血者，后断三月下血也。所以血不止者，其癥不去故也。当下其癥，桂枝茯苓丸主之。（二十、2）

### 桂枝茯苓丸方

桂枝 茯苓 牡丹（去心）　　　　　　桃仁（去皮尖，熬）

芍药（各等分）

上五味末之，炼蜜和丸，如兔屎大，每日食前服一丸。不知，加至三丸。

妇人怀娠六七月，脉弦发热，其胎愈胀，腹痛恶寒者，少腹如扇，所以然者，子脏开故也，当以附子汤温其脏。（方未

见）（二十、3）

师曰：妇人有漏下者，有半产后因续下血都不绝者，有妊娠下血者，假令妊娠腹中痛，为胞阻，胶艾汤主之。（二十、4）

**芎归胶艾汤方**（一方加干姜一两，胡氏治妇人胞动，无干姜）

芎䓖（二两）　　　　　　阿胶（二两）

甘草（二两）　　　　　　艾叶（三两）

当归（三两）　　　　　　芍药（四两）

干地黄（四两）

上七味，以水五升，清酒三升，合煮，取三升，去滓，内胶，令消尽，温服一升，日三服。不差，更作。

妇人怀娠，腹中㽲痛，当归芍药散主之。（二十、5）

**当归芍药散方**

当归（三两）　　　　　　芍药（一斤）

茯苓（四两）　　　　　　白术（四两）

泽泻（半斤）　　　　　　芎䓖（半斤，一作三两）

上六味，杵为散，取方寸匕，酒和，日三服。

妊娠呕吐不止，干姜人参半夏丸主之。（二十、6）

**干姜人参半夏丸方**

干姜（一两）　　　　　　　　　人参（一两）

半夏（二两）

上三味，末之，以生姜汁糊为丸，如梧子大，饮服十丸，日三服。

妊娠小便难，饮食如故，当归贝母苦参丸主之。（二十、7）

**当归贝母苦参丸方**（男子加滑石半两）

当归 贝母 苦参（各四两）

上三味，末之，炼蜜丸如小豆大，饮服三丸，加至十丸。

妊娠有水气，身重，小便不利。洒淅恶寒，起即头眩，葵子茯苓散主之。（二十、8）

**葵子茯苓散方**

葵子（一斤）　　　　　　　　　茯苓（三两）

上二味，杵为散，饮服方寸匕，日三服，小便利则愈。

妇人妊娠，宜常服当归散主之。（二十、9）

**当归散方**

当归 黄芩 芍药 芎䓖（各一斤）　　　　　　白术（半斤）

上五味，杵为散，酒饮服方寸匕，日再服。妊娠常服即易产，胎无疾苦。产后百病悉主之。

妊娠养胎，白术散主之。（二十、10）

---

**白术散方**（见《外台》）

白术（四分）　　　　　　　芎䓖（四分）

蜀椒（三分，去汗）　　　　牡蛎（二分）

上四味，杵为散，酒服一钱匕，日三服，夜一服。但苦痛，加芍药；心下毒痛，倍加芎䓖；心烦吐痛，不能食饮，加细辛一两，半夏大者二十枚。服之后，更以醋浆水服之。若呕，以醋浆水服之；复不解者，小麦汁服之；已后渴者，大麦粥服之。病虽愈，服之勿置。

---

妇人伤胎，怀身腹满，不得小便，从腰以下重，如有水气状，怀身七月，太阴当养不养，此心气实，当刺泻劳宫及关元。小便微利则愈。（见《玉函》）（二十、11）

问曰：新产妇人有三病，一者病痉，二者病郁冒，三者大便难，何谓也？师曰：新产血虚、多出汗、喜中风，故令病痉；亡血复汗、寒多，故令郁冒；亡津液，胃燥，故大便难。（二十一、1）

产妇郁冒，其脉微弱，不能食，大便反坚，但头汗出，所以然者，血虚而厥，厥而必冒。冒家欲解，必大汗出。以血虚下厥，孤阳上出，故头汗出。所以产妇喜汗出者，亡阴血虚，阳气独盛，故当汗出，阴阳乃复。大便坚，呕不能食，小柴胡汤主之。（二十一、2）

诸四逆厥者，不可下之，虚家亦然。（330）

产后腹中疠痛，当归生姜羊肉汤主之；并治腹中寒疝虚劳不足。（二十一、4）

产后腹痛，烦满不得卧，枳实芍药散主之。（二十一、5）

**枳实芍药散方**

枳实（烧令黑，勿太过）　　　　芍药（等分）

上二味，杵为散，服方寸匕，日三服，并主痈脓，以麦粥下之。

师曰：产妇腹痛，法当以枳实芍药散，假令不愈者，此为腹中有干血着脐下，宜下瘀血汤主之；亦主经水不利。（二十一、6）

**下瘀血汤方**

大黄（二两）　　　　　　桃仁（二十枚）

蟅虫（二十枚，熬，去足）

上三味，末之，炼蜜和为四丸，以酒一升，煎一丸，取八合，顿服之，新血下如豚肝。

产后七八日，无太阳证，少腹坚痛，此恶露不尽。不大便，烦躁发热，切脉微实，再倍发热，日晡时烦躁者，不食，食则谵语，至夜即愈，宜大承气汤主之。热在里，结在膀胱也。（二十一、7）

产后风，续之数十日不解，头微痛，恶寒，时时有热，心下闷，干呕汗出，虽久，阳旦证续在耳，可与阳旦汤。（即桂枝汤）（二十一、8）

产后，中风发热，面正赤，喘而头痛，竹叶汤主之。（二十一、9）

---

**竹叶汤方**

竹叶（一把）　　　　　　　葛根（三两）

防风桔梗桂枝人参甘草（各一两）　附子（一枚，炮）

大枣（十五枚）　　　　　　生姜（五两）

上十味，以水一斗，煮取二升半，分温三服，温覆使汗出。颈项强，用大附子一枚，破之如豆大，煎药扬去沫。呕者，加半夏半升洗。

---

妇人乳中虚，烦乱呕逆，安中益气，竹皮大丸主之。（二十一、10）

---

**竹皮大丸方**

生竹茹（二分）　　　　　　石膏（二分）

桂枝（一分）　　　　　　　甘草（七分）

白薇（一分）

上五味，末之，枣肉和丸弹子大，以饮服一丸，日三夜二服。有热者，倍白薇，烦喘者，加柏实一分。

---

产后下利虚极，白头翁加甘草阿胶汤主之。（二十一、11）

**白头翁加甘草阿胶汤方**

白头翁 甘草 阿胶（各二两）　　秦皮 黄连 柏皮（各三两）

上六味，以水七升，煮取二升半，内胶令消尽，分温三服。

妇人中风七八日，续来寒热，发作有时，经水适断，此为热入血室。其血必结，故使如疟状，发作有时，小柴胡汤主之。（二十二、1）

妇人中风，七八日续得寒热，发作有时，经水适断者，此为热入血室，其血必结，故使如疟状，发作有时，小柴胡汤主之。（144）

妇人伤寒发热，经水适来，昼日明了，暮则谵语，如见鬼状者，此为热入血室，治之无犯胃气及上二焦，必自愈。（二十二、2）

妇人伤寒，发热，经水适来，昼日明了，暮则谵语，如见鬼状者，此为热入血室，无犯胃气，及上二焦，必自愈。（145）

妇人中风，发热恶寒，经水适来，得七八日，热除脉迟，身凉和，胸胁满，如结胸状，谵语者，此为热入血室也，当刺期门，随其实而取之。（二十二、3）

妇人中风，发热恶寒，经水适来，得之七八日，热除而脉

迟身凉，胸胁下满，如结胸状，谵语者，此为热入血室也，当刺期门，随其实而取之。（143）

妇人咽中如有炙脔，半夏厚朴汤主之。（二十二、5）

**半夏厚朴汤方**（《千金》作胸满，心下坚，咽中帖帖，如有炙肉，吐之不出，吞之不下）

半夏（一升）　　　　　　厚朴（三两）

茯苓（四两）　　　　　　生姜（五两）

干苏叶（二两）

上五味，以水七升，煮取四升，分温四服，日三夜一服。

妇人脏躁，喜悲伤欲哭，象如神灵所作，数欠伸，甘麦大枣汤主之。（二十二、6）

**甘麦大枣汤方**

甘草（三两）　　　　　　小麦（一斤）

大枣（十枚）

上三味，以水六升，煮取三升，温分三服。亦补脾气。

妇人吐涎沫，医反下之，心下即痞，当先治其吐涎沫，小青龙汤主之；涎沫止，乃治痞，泻心汤主之。（二十二、7）

妇人之病，因虚、积冷、结气，为诸经水断绝。至有历年，血寒积结胞门，寒伤经络，凝坚在上，呕吐涎唾，久成肺痈，形体损分；在中盘结，绕脐寒疝，或两胁疼痛，与脏相连；或结热中，痛在关元，脉数无疮，肌若鱼鳞，时着男子，非止女身；在下未多，经候不匀，冷阴掣痛，少腹恶寒，或引腰脊，下根气街，气冲急痛，膝胫疼烦，奄忽眩冒，状如厥癫，或有忧惨，悲伤多嗔，此皆带下，非有鬼神。久则羸瘦，脉虚多寒。三十六病，千变万端，审脉阴阳，虚实紧弦，行其针药，治危得安，其虽同病，脉各异源，子当辨记，勿谓不然。（二十二、8）

问曰：妇人年五十所，病下利，数十日不止，暮即发热，少腹里急，腹满，手掌烦热，唇口干燥，何也？师曰：此病属带下。何以故？曾经半产，瘀血在少腹不去，何以知之？其证唇口干燥，故知之。当以温经汤主之。（二十二、9）

**温经汤方**

| | |
|---|---|
| 吴茱萸（三两） | 当归（二两） |
| 芎䓖（二两） | 芍药（二两） |
| 人参（二两） | 桂枝（二两） |
| 阿胶（二两） | 生姜（二两） |
| 牡丹皮（二两，去心） | 甘草（二两） |
| 半夏（半斤） | 麦门冬（一升，去心） |

上十二味，以水一斗，煮取三升，分温三服，亦主妇人少腹寒，久不受胎，兼取崩中去血，或月水来过多，及至期不来。

带下经水不利，少腹满痛，经一月再见者，土瓜根散主之。（二十二、10）

**土瓜根散方**（阴癫肿亦主之）

土瓜根 芍药 桂枝 䗪虫（各三两）

上四味，杵为散，酒服方寸匕，日三服。

寸口脉弦而大，弦则为减，大则为芤，减则为寒，芤则为虚，寒虚相搏，此名曰革，妇人则半产漏下，旋覆花汤主之。（二十二、11）

**旋覆花汤方**

旋覆花（三两）　　　　　　葱（十四茎）

新绛（少许）

上三味，以水三升，煮取一升，顿服之。

妇人陷经，漏下黑不解，胶姜汤主之。（二十二、12）

妇人少腹满如敦状，小便微难而不渴，生后者，此为水与血并结在血室也，大黄甘遂汤主之。（二十二、13）

**大黄甘遂汤方**

大黄（四两）　　　　　　甘遂（二两）

阿胶（二两）

上三味，以水三升，煮取一升，顿服之，其血当下。

妇人经水不利下，抵当汤主之。（亦治男子膀胱满急有瘀血者。）（二十二、14）

**抵当汤方**

水蛭（三十个，熬）　　　　虻虫（三十个，熬，去翅足）

桃仁（二十个，去皮尖）　　大黄（三两，酒浸）

上四味，为末，以水五升，煮取三升，去滓，温服一升。

妇人经水闭不利，脏坚癖不止，中有干血，下白物，矾石丸主之。（二十二、15）

**矾石丸方**

矾石（三分，烧）　　　　杏仁（一分）

上二味，末之，炼蜜和丸枣核大，内脏中，剧者再内之。

妇人六十二种风，及腹中血气刺痛，红蓝花酒主之。（二十二、16）

**红蓝花酒方**

红蓝花（一两）

上一味，以酒一大升，煎减半，顿服一半，未止，再取。

妇人腹中诸疾痛，当归芍药散主之。（二十二、17）

妇人腹中痛，小建中汤主之。（二十二、18）

问曰：妇人病，饮食如故，烦热不得卧，而反倚息者，何也？师曰：此名转胞，不得溺也。以胞系了戾，故致此病，但利小便则愈，宜肾气丸主之。（二十二、19）

**肾气丸方**

干地黄（八两）　　　　　薯蓣（四两）

山茱萸（四两）　　　　　泽泻（三两）

茯苓（三两）　　　　　牡丹皮（三两）

桂枝（一两）　　　　　附子（一两，炮）

上八味，末之，炼蜜和丸，梧子大，酒下十五丸，加至二十五丸，日再服。

蛇床子散方，温阴中坐药。（二十二、20）

**蛇床子散方**

蛇床子仁

上一味，末之，以白粉少许，和令相得，如枣大，绵裹内之，自然温。

少阴脉滑而数者，阴中即生疮，阴中蚀疮烂者，狼牙汤洗之。（二十二、21）

**狼牙汤方**

狼牙（三两）

上一味，以水四升，煮取半升，以绵缠箸如茧，浸汤沥阴中，日四遍。

胃气下泄，阴吹而正喧，此谷气之实也，膏发煎导之。（二十二、22）

# 第十三集　儿科篇

小儿疳虫蚀齿方（二十二、23）

**小儿疳虫蚀齿方**

雄黄 葶苈

上二味，末之，取腊月猪脂，以槐枝绵裹头四五枚，点药烙之。

# 第十四集　问师篇（上篇）

　　问曰：证象阳旦，按法治之而增剧，厥逆，咽中干，两胫拘急而谵语。师曰：言夜半手足当温，两脚当伸，后如师言。何以知此？答曰：寸口脉浮而大，浮为风，大为虚，风则生微热，虚则两胫挛，病形象桂枝，因加附子参其间，增桂令汗出，附子温经，亡阳故也。厥逆，咽中干，烦躁，阳明内结，谵语烦乱，更饮甘草干姜汤，夜半阳气还，两足当热，胫尚微拘急，重与芍药甘草汤，尔乃胫伸，以承气汤微溏，则止其谵语，故知病可愈。（30）

　　问曰：病有结胸，有脏结，其状何如？答曰：按之痛，寸脉浮，关脉沉，名曰结胸也。（128）

　　何谓脏结？答曰：如结胸状，饮食如故，时时下利，寸脉浮，关脉小细沉紧，名曰脏结。舌上白胎滑者，难治。（129）

　　脏结无阳证，不往来寒热（一云，寒而不热），其人反静，舌上胎滑者，不可攻也。（130）

问曰：病有太阳阳明，有正阳阳明，有少阳阳明，何谓也？答曰：太阳阳明者，脾约（一云络）是也；正阳阳明者，胃家实是也；少阳阳明者，发汗利小便已，胃中燥烦实，大便难是也。（179）

跌阳脉浮而涩，浮则胃气强，涩则小便数，浮涩相搏，大便则鞕，其脾为约，麻子仁丸主之。（247）

---

**麻子仁丸方**

麻子仁（二升）　　　　　芍药（半斤）

枳实（半斤，炙）　　　　大黄（一斤，去皮）

厚朴（一尺，炙，去皮）　　杏仁（一升，去皮尖，熬，别作脂）

上六味，蜜和丸如梧桐子大，饮服十丸，日三服，渐加，以知为度。

---

跌阳脉浮而涩，浮则胃气强，涩则小便数，浮涩相搏，大便则坚，其脾为约，麻子仁丸主之。（十一、15）

---

**麻子仁丸方**

麻子仁（二升）　　　　　芍药（半斤）

枳实（一斤）　　　　　　大黄（一斤）

厚朴（一尺）　　　　　　杏仁（一升）

上六味，末之，炼蜜和丸梧桐子大，饮服十丸，日三，以知为度。

---

阳明病，其人多汗，以津液外出，胃中燥，大便必鞕，鞕则谵语，小承气汤主之。若一服谵语止者，更莫复服。（213）

阳明病，本自汗出。医更重发汗，病已差，尚微烦不了了者，此必大便鞕故也。以亡津液，胃中干燥，故令大便鞕。当问其小便日几行，若本小便日三四行，今日再行，故知大便不久出。今为小便数少，以津液当还入胃中，故知不久必大便也。（203）

问曰：何缘得阳明病，答曰：太阳病，若发汗，若下，若利小便，此亡津液，胃中干燥，因转属阳明。不更衣，内实，大便难者，此名阳明也。（181）

问曰：阳明病外证云何？答曰：身热，汗自出，不恶寒，反恶热也。（182）

问曰：病有得之一日，不发热而恶寒者，何也？答曰：虽得之一日，恶寒将自罢，即汗出而恶热也。（183）

问曰：恶寒何故自罢？答曰：阳明居中，主土也，万物所归，无所复传。始虽恶寒，二日自止，此为阳明病也。（184）

问曰：病有霍乱者，何？答曰：呕吐而利，此名霍乱。（382）

问曰：病发热头痛，身疼恶寒吐利者，此属何病？答曰：

此名霍乱。霍乱自吐下，又利止，复更发热也。（383）

霍乱，头痛发热，身疼痛，热多欲饮水者，五苓散主之；寒多不用水者，理中丸主之。（386）

**五苓散方**

猪苓（去皮，十八铢）　　　　白术　茯苓（各十八铢）

桂枝（半两，去皮）　　　　　泽泻（一两六铢）

上五味，为散，更治之，白饮和服方寸匕，日三服，多饮暖水，汗出愈。

**理中丸方**（下有作汤，加减法）

人参（三两）　　　　　　　干姜（三两）

甘草（三两，炙）　　　　　白术（三两）

上四味，捣筛，蜜和为丸，如鸡子黄许大。以沸汤数合，和一丸，研碎，温服之，日三四，夜二服。腹中未热，益至三四丸，然不及汤。汤法：以四物，依两数切，用水八升，煮取三升，去滓，温服一升，日三服。若脐上筑者，肾气动也，去术，加桂四两。吐多者，去术，加生姜三两；下多者，还用术；悸者，加茯苓二两；渴欲得水者，加术，足前成四两半；腹中痛者，加人参，足前成四两半；寒者，加干姜，足前成四两半；腹满者，去术，加附子一枚。服汤后如食顷，饮热粥一升许，微自温，勿发揭衣被。

## 【解读】

本篇未涉及传经与辨证内容，故仅作简要说明。本篇以问答形式而写成，问答形式是古代医籍中一种写作形式，如《黄帝内经》、《难经》中，均有此种写作形式，而不是师徒讨论内容。问答形式可使记述更具灵活性、自由性，并可激发读者思考，使读者对诊断疾病和治疗方法有更深刻的认识。本篇通过症状、问诊等多方面对之前的内容进行了补充，使之更丰富，便于医师理解、掌握这些内容。

"伤寒论篇"引用了本篇中的部分条文，为"伤寒论篇"的创作提供了依据。如本篇下篇一、14 条"问曰：病有急当救里救表者，何谓也？师曰：病，医下之，续得下利清谷不止，身体疼痛者，急当救里；后身体疼痛，清便自调者，急当救表也" 与"伤寒论篇"91条"伤寒，医下之，续得下利，清谷不止，身疼痛者，急当救里；后身疼痛，清便自调者，急当救表，救里宜四逆汤，救表宜桂枝汤"，两条大同小异，可见仲景作"伤寒论篇"时，也参考、借鉴了本篇部分内容。

为保持"外科篇"、"妇科篇"之完整性，则未将此二篇中问答条文收录至本篇，特此说明。

# 第十五集 问师篇（下篇）

　　问曰：上工治未病，何也？师曰：夫治未病者，见肝之病，知肝传脾，当先实脾，四季脾旺不受邪，即勿补之。中工不晓相传，见肝之病，不解实脾，惟治肝也。

　　夫肝之病，补用酸，助用焦苦，益用甘味之药调之。酸入肝，焦苦入心，甘入脾。脾能伤肾，肾气微弱，则水不行；水不行，则心火气盛，则伤肺；肺被伤，则金气不行；金气不行，则肝气盛。故实脾，则肝自愈。此治肝补脾之要妙也。肝虚则用此法，实则不在用之。经曰：虚虚实实，补不足，损有余，是其义也。余脏准此。（一、1）

　　问曰：病人有气色见于面部，愿闻其说。师曰：鼻头色青，腹中痛，苦冷者死（一云腹中冷，苦痛者死）。鼻头色微黑色，有水气；色黄者，胸上有寒；色白者，亡血也。设微赤非时者死。其目正圆者痉，不治。又色青为痛，色黑为劳，色赤为风，色黄者便难，色鲜明者有留饮。（一、3）

　　师曰：病人语声寂然喜惊呼者，骨节间病；语声喑喑然不彻者，心膈间病；语声啾啾然细而长者，头中病（一作痛）。
（一、4）

师曰：息摇肩者，心中坚，息引胸中上气者，咳；息张口，短气者，肺痿唾沫。（一、5）

师曰：吸而微数，其病在中焦，实也，当下之即愈，虚者不治。在上焦者，其吸促，在下焦者，其吸远，此皆难治。呼吸动摇振振者，不治。（一、6）

师曰：寸口脉动者，因其旺时而动，假令肝旺色青，四时各随其色。肝色青而反白，非其时色脉，皆当病。（一、7）

问曰：有未至而至，有至而不至，有至而不去，有至而太过，何谓也？师曰：冬至之后，甲子夜半少阳起，少阳之时阳始生，天得温和。以未得甲子，天因温和，此为未至而至也；以得甲子，而天未温和，为至而不至也；以得甲子，而天大寒不解，此为至而不去也；以得甲子，而天温如盛夏五六月时，此为至而太过也。（一、8）

师曰：病人脉浮者在前，其病在表；浮者在后，其病在里，腰痛背强不能行，必短气而极也。（一、9）

问曰：经云：厥阳独行，何谓也？师曰：此为有阳无阴，故称厥阳。（一、10）

问曰：寸脉沉大而滑，沉则为实，滑则为气，实气相搏，血气入脏即死，入腑即愈，此为卒厥，何谓也？师曰：唇口青，身冷，为入脏，即死；如身和，汗自出，为入腑，即愈。
（一、11）

问曰：脉脱，入脏即死，入腑即愈，何谓也？师曰：非为一病，百病皆然。譬如浸淫疮，从口起流向四肢者，可治；从四肢流来入口者，不可治；病在外者可治；入里者即死。
（一、12）

问曰：阳病十八何谓也？师曰：头痛、项、腰、脊、臂、脚掣痛。阴病十八，何谓也？师曰：咳、上气、喘、哕、咽、肠鸣、胀满、心痛、拘急。五脏病各有十八，合为九十病；人又有六微，微有十八病，合为一百八病，五劳、七伤、六极、妇人三十六病，不在其中。

清邪居上，浊邪居下，大邪中表，小邪中里，馨饪之邪，从口入者，宿食也。五邪中人，各有法度，风中于前，寒中于暮，湿伤于下，雾伤于上，风令脉浮，寒令脉急，雾伤皮腠，湿流关节，食伤脾胃，极寒伤经，极热伤络。（一、13）

问曰：病有急当救里救表者，何谓也？师曰：病，医下之，续得下利清谷不止，身体疼痛者，急当救里；后身体疼痛，清便自调者，急当救表也。（一、14）

师曰：五脏病各有所得者愈，五脏病各有所恶，各随其所不喜者为病。病者素不应食，而反暴思之，必发热也。（一、16）

风湿相搏，一身尽疼痛，法当汗出而解，值天阴雨不止，医云此可发汗，汗之病不愈者，何也？盖发其汗，汗大出者，但风气去，湿气在，是故不愈也。若治风湿者发其汗，但微微似欲出汗者，风湿俱去也。（二、18）

风湿，脉浮，身重，汗出，恶风者，防己黄芪汤主之。（二、22）

---

### 防己黄芪汤方

防己（一两）　　　　　　甘草（半两，炒）

白术（七钱半）　　　　　黄芪（一两一分，去芦）

上剉麻豆大，每抄五钱匕，生姜四片，大枣一枚，水盏半，煎八分，去滓温服，良久再服。喘者，加麻黄半两；胃中不和者，加芍药三分；气上冲者，加桂枝三分；下有陈寒者，加细辛三分。服后当如虫行皮中，从腰下如冰，后坐被上，又以一被绕腰以下，温令微汗，差。

---

风湿相搏，骨节疼烦，掣痛不得屈伸，近之则痛剧，汗出短气，小便不利，恶风不欲去衣，或身微肿者，甘草附子汤主之。（二、24）（175）

---

### 甘草附子汤方

甘草（二两，炙）　　　　白术（二两）

附子（二枚，炮，去皮）　桂枝（四两，去皮）

上四味，以水六升，煮取三升，去滓。温服一升，日三服，初服得微汗则解。能食，汗出复烦者，服五合。恐一升多者，服六七合为妙。

---

师曰：疟脉自弦，弦数者多热，弦迟者多寒。弦小紧者下之差，弦迟者可温之，弦紧者可发汗、针灸也，浮大者可吐之，弦数者风发也，以饮食消息止之。（四、1）

温疟者，其脉如平，身无寒但热，骨节疼烦，时呕，白虎加桂枝汤主之。（四、4）

**白虎加桂枝汤方**

知母（六两）　　　　　甘草（二两，炙）

石膏（一斤）　　　　　粳米（二合）

桂（去皮，三两）

上剉，每五钱，水一盏半，煎至八分，去滓，温服，汗出愈。

疟多寒者，名曰牝疟，蜀漆散主之。（四、5）

**蜀漆散方**

蜀漆（烧去腥）　　　　云母（烧二日夜）

龙骨（等分）

上三味，作为散，未发前以浆水服半钱。温疟加蜀漆半分，临发时服一钱匕。（一方云母作云实）

师曰：阴气孤绝，阳气独发，则热而少气烦冤，手足热而欲呕，名曰瘅疟。若但热不寒者，邪气内藏于心，外舍分肉之间，令人消铄脱肉。（四、3）

问曰：血痹病从何得之？师曰：夫尊荣人，骨弱肌肤盛，重因疲劳汗出，卧不时动摇，加被微风，遂得之。但以脉自微涩，在寸口、关上小紧，宜针引阳气，令脉和，紧去则愈。（六、1）

血痹，阴阳俱微，寸口关上微，尺中小紧，外证身体不仁，如风痹状，黄芪桂枝五物汤主之。（六、2）

**黄芪桂枝五物汤方**

黄芪（三两）　　　　　　芍药（三两）

桂枝（三两）　　　　　　生姜（六两）

大枣（十二枚）

上五味，以水六升，煮取二升，温服七合，日三服。（一方有人参）

问曰：热在上焦者，因咳为肺痿。肺痿之病，从何得之？师曰：或从汗出，或从呕吐，或从消渴，小便利数，或从便难，又被快药下利，重亡津液，故得之。曰：寸口脉数，其人咳，口中反有浊唾涎沫者何？师曰：为肺痿之病。若口中辟辟燥，咳即胸中隐隐痛，脉反滑数，此为肺痈，咳唾脓血。脉数虚者为肺痿，数实者为肺痈。（七、1）

问曰：病咳逆，脉之，何以知此为肺痈？当有脓血，吐之则死，其脉何类？师曰：寸口脉微而数，微则为风，数则为热；微则汗出，数则恶寒。风中于卫，呼气不入；热过于荣，吸而不出。风伤皮毛，热伤血脉。风舍于肺，其人则咳，口干喘满，咽燥不渴，时唾浊沫，时时振寒。热之所过，血为之凝滞，蓄结痈脓，吐如米粥。始萌可救，脓成则死。（七、2）

师曰：病有奔豚，有吐脓，有惊怖，有火邪，此四部病，皆从惊发得之。师曰：奔豚病，从少腹起，上冲咽喉，发作欲死，复还止，皆从惊恐得之。（八、1）

师曰：夫脉当取太过不及，阳微阴弦，即胸痹而痛，所以然者，责其极虚也。今阳虚知在上焦，所以胸痹心痛者，以其阴弦故也。（九、1）

脉阳微而汗出少者，为自和（一作如）也，汗出多者，为太过。阳脉实，因发其汗，出多者，亦为太过。太过者，为阳绝于里，亡津液，大便因鞕也。（245）

问曰：人病有宿食，何以别之？师曰：寸口脉浮而大，按之反涩，尺中亦微而涩，故知有宿食，大承气汤主之。（十、21）

问曰：三焦竭部，上焦竭善噫，何谓也？师曰：上焦受中焦气未和，不能消谷，故能噫耳；下焦竭，即遗溺失便，其气不和，不能自禁制，不须治，久则愈。（十一、18）

师曰：热在上焦者，因咳为肺痿；热在中焦者，则为坚；热在下焦者，则尿血，亦令淋秘不通。大肠有寒者，多鹜溏；

有热者，便肠垢。小肠有寒者，其人下重便血；有热者，必痔。（十一、19）

问曰：病有积、有聚、有槃气，何谓也？师曰：积者，脏病也，终不移；聚者，腑病也，发作有时，展转痛移，为可治；槃气者，胁下痛，按之则愈，复发，为槃气。诸积大法：脉来细而附骨者，乃积也。寸口，积在胸中；微出寸口，积在喉中；关上，积在脐旁；上关上，积在心下；微下关，积在少腹。尺中，积在气冲；脉出左，积在左；脉出右，积在右；脉两出，积在中央；各以其部处之。（十一、20）

问曰：夫饮有四，何谓也？师曰：有痰饮、有悬饮、有溢饮、有支饮。（十二、1）

问曰：四饮何以为异？师曰：其人素盛今瘦，水走肠间，沥沥有声，谓之痰饮；饮后水流在胁下，咳唾引痛，谓之悬饮；饮水流行，归于四肢，当汗出而不汗出，身体疼重，谓之溢饮；咳逆倚息，短气不得卧，其形如肿，谓之支饮。（十二、2）

师曰：病有风水、有皮水、有正水、有石水、有黄汗。风水，其脉自浮，外证骨节疼痛，恶风；皮水，其脉亦浮，外证附肿，按之没指，不恶风，其腹如鼓，不渴，当发其汗；正水，其脉沉迟，外证自喘；石水，其脉自沉，外证腹满不喘；黄汗，其脉沉迟，身发热，胸满，四肢头面肿，久不愈，必致

痛脓。（十四、1）

问曰：病下利后，渴饮水，小便不利，腹满因肿者，何也？答曰：此法当病水，若小便自利及汗出者，自当愈。（十四、12）

师曰：诸有水者，腰以下肿，当利小便；腰以上肿，当发汗乃愈。（十四、18）

师曰：寸口脉沉而迟，沉则为水，迟则为寒，寒水相搏。趺阳脉伏，水谷不化，脾气衰则鹜溏，胃气衰则身肿。少阳脉卑，少阴脉细，男子则小便不利，妇人则经水不通，经为血，血不利则为水，名曰血分。（十四、19）

问曰：病有血分、水分，何也？师曰：经水前断，后病水，名曰血分，此病难治；先病水，后经水断，名曰水分，此病易治。何以故？去水，其经自下。（十四、20）

问曰：病者苦水，面目身体四肢皆肿，小便不利，脉之不言水，反言胸中痛，气上冲咽，状如炙肉，当微咳喘。审如师言，其脉何类？

师曰：寸口沉而紧，沉为水，紧为寒，沉紧相搏，结在关元，始时当微，年盛不觉。阳衰之后，荣卫相干，阳损阴盛，结寒微动，肾气上冲，喉咽塞噎，胁下急痛，医以为留饮而大下之，气击不去，其病不除。后重吐之，胃家虚烦，咽燥欲饮水，小便不利，水谷不化，面目手足浮肿。又以葶苈丸下水，当时如小差，食饮过度，肿复如前，胸胁苦痛，象若奔豚，其水扬溢，则浮咳喘逆。当先攻击冲气令止，乃治咳，咳止，其喘自差。先治新病，病当在后。（十四、21）

问曰：黄汗之为病，身体肿，发热汗出而渴，状如风水，汗沾衣，色正黄如柏汁，脉自沉，何从得之？师曰：以汗出入水中浴，水从汗孔入得之，宜黄芪芍药桂枝苦酒汤主之。（十四、28）

---

### 黄芪芍药桂枝苦酒汤方

黄芪（五两）　　　　　　芍药（三两）

桂枝（三两）

上三味，以苦酒一升，水七升，相和，煮取三升，温服一升，当心烦，服至六七日乃解；若心烦不止者，以苦酒阻故也。（一方用美酒醯代苦酒）

---

脉浮而洪，浮则为风，洪则为气。风气相搏，风强则为隐疹，身体为痒，痒为泄风，久为痂癞，气强则为水，难以俯仰。风气相击，身体洪肿，汗出乃愈，恶风则虚，此为风水；不恶风者，小便通利，上焦有寒，其口多涎，此为黄汗。（十四、2）

黄汗之病，两胫自冷，假令发热，此属历节。食已汗出，又身常暮盗汗出者，此劳气也，若汗出已，反发热者，久久其身必甲错。发热不止者，必生恶疮。若身重，汗出已辄轻者，久久必身𥆧。𥆧即胸中痛，又从腰以上必汗出，下无汗，腰髋弛痛，如有物在皮中状，剧者不能食，身疼重，烦躁，小便不利，此为黄汗，桂枝加黄芪汤主之。（十四、29）

**桂枝加黄芪汤方**

桂枝 黄芪（各三两）　　　　甘草（二两）

生姜（三两）　　　　　　　大枣（十二枚）

黄芪（二两）

上六味，以水八升，煮取三升，温服一升，须臾饮热稀粥一升余，以助药力，温服取微汗，若不汗，更服。

皮水为病，四肢肿，水气在皮肤中，四肢聂聂动者，防己茯苓汤主之。（十四、24）

**防己茯苓汤方**

防己（三两）　　　　　　　黄芪（三两）

桂枝（三两）　　　　　　　茯苓（六两）

甘草（二两）

上五味，以水六升，煮取二升，分温三服。

厥而皮水者，蒲灰散主之。（十四、27）

师曰：寸口脉迟而涩，迟则为寒，涩为血不足。趺阳脉微而迟，微则为气，迟则为寒。寒气不足，则手足逆冷；手足逆冷则荣卫不利；荣卫不利，则腹满肠鸣相逐，气转膀胱，荣卫俱劳；阳气不通即身冷，阴气不通即骨疼；阳前通则恶寒，阴前通则痹不仁；阴阳相得，其气乃行，大气一转，其气乃散；实则失气，虚则遗尿，名曰气分。（十四、30）

气分，心下坚大如盘，边如旋杯，水饮所作，桂枝去芍药加麻辛附子汤主之。（十四、31）

**桂枝去芍药加麻黄细辛附子汤方**

桂枝（三两）　　　　　　生姜（三两）

甘草（二两）　　　　　　大枣（十二枚）

麻黄（二两）　　　　　　细辛（二两）

附子（一枚，炮）

上七味，以水七升，煮麻黄，去上沫，内诸药，煮取二升，分温三服，当汗出，如虫行皮中，即愈。

心下坚大如盘，边如旋盘，水饮所作，枳术汤主之。（十四、32）

**枳术汤方**

枳实（七枚）　　　　　　白术（二两）

上二味，以水五升，煮取三升，分温三服，腹中软，即当散也。

师曰：病黄疸，发热烦喘，胸满口燥者，以病发时火劫其汗，两热所得。然黄家所得，从湿得之。一身尽发热而黄，肚热，热在里，当下之。（十五、8）

黄疸之病，当以十八日为期，治之十日以上瘥，反剧为难治。（十五、11）

师曰：尺脉浮，目睛晕黄，衄未止；晕黄去，目睛慧了，知衄今止。（十六、2）

又曰：从春至夏，衄者太阳，从秋至冬，衄者阳明。（十六、3）

问曰：病人脉数，数为热，当消谷引食，而反吐者，何也？师曰：以发其汗，令阳微膈气虚，脉乃数，数为客热，不能消谷，胃中虚冷故也。脉弦者虚也，胃气无余，朝食暮吐，变为胃反。寒在于上，医反下之，今脉反弦，故名曰虚。（十七、3）

师曰：病跗蹶，其人但能前，不能却，刺腨入二寸，此太阳经伤也。（十九、1）

问曰：病腹痛有虫，其脉何以别之？师曰：腹中痛，其脉当沉，若弦，反洪大，故有蛔虫。（十九、5）

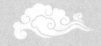

# 第十六集　伤寒论篇

伤寒一日，太阳受之，脉若静者，为不传；颇欲吐，若躁烦，脉数急者，为传也。（4）

伤寒脉浮紧，不发汗，因致衄者，麻黄汤主之。（55）

伤寒脉浮缓，身不疼，但重，乍有轻时，无少阴证者，大青龙汤发之。（39）

伤寒，心下有水气，咳而微喘，发热不渴。服汤已渴者，此寒去欲解也，小青龙汤主之。（41）

伤寒二三日，阳明、少阳证不见者，为不传也。（5）

伤寒发汗已解，半日许复烦，脉浮数者，可更发汗，宜桂枝汤。（57）

伤寒脉浮，医以火迫劫之，亡阳必惊狂，卧起不安者，桂枝去芍药加蜀漆牡蛎龙骨救逆汤主之。（112）

**桂枝去芍药加蜀漆牡蛎龙骨救逆汤方**

桂枝（三两，去皮）　　　　甘草（二两，炙）

生姜（三两，切）　　　　　大枣（十二枚，擘）

牡蛎（五两，熬）　　　　　蜀漆（三两，洗去腥）

龙骨（四两）

上七味，以水一斗二升，先煮蜀漆，减二升，内诸药，煮取三升，去滓，温服一升。本云桂枝汤，今去芍药，加蜀漆、牡蛎、龙骨。

伤寒表不解，心下有水气，干呕发热而咳，或渴，或利，或噎，或小便不利，少腹满，或喘者，小青龙汤主之。（40）

**小青龙汤方**

麻黄（三两，去节）　　　　芍药（三两）

细辛（三两）　　　　　　　干姜（三两）

甘草（三两，炙）　　　　　桂枝（三两，去皮）

五味子（半升）　　　　　　半夏（半升，洗）

上八味，以水一斗，先煮麻黄，减二升，去上沫，内诸药，煮取三升，去滓，温服一升。若渴，去半夏，加栝楼根三两；若微利，去麻黄，加荛花，如一鸡子，熬令赤色；若噎者，去麻黄，加附子一枚，炮；若小便不利、少腹满者，去麻黄，加茯苓四两；若喘，去麻黄，加杏仁半升，去皮尖。（且荛花不治利，麻黄主喘，今此语反之，疑非仲景意。）

伤寒，汗出而渴者，五苓散主之；不渴者，茯苓甘草汤主之。（73）

**茯苓甘草汤方**

茯苓（二两）　　　　桂枝（二两，去皮）

甘草（一两，炙）　　生姜（三两，切）

上四味，以水四升，煮取二升，去滓，分温三服。

伤寒吐后，腹胀满者，与调胃承气汤。（249）

伤寒下后，心烦腹满，卧起不安者，栀子厚朴汤主之。（79）

**栀子厚朴汤方**

栀子（十四个，擘）　　厚朴（四两，炙，去皮）

枳实（四枚，水浸，炙令黄）

上三味，以水三升半，煮取一升半，去滓，分二服，温进一服，得吐者，止后服。

伤寒若吐、若下后，心下逆满，气上冲胸，起则头眩，脉沉紧，发汗则动经，身为振振摇者，茯苓桂枝白术甘草汤主之。（67）

### 茯苓桂枝白术甘草汤方

茯苓（四两）　　　　　　桂枝（三两，去皮）

白术（二两）　　　　　　甘草（二两，炙）

上四味，以水六升，煮取三升，去滓，分温三服。

伤寒，医以丸药大下之，身热不去；微烦者，栀子干姜汤主之。（80）

### 栀子干姜汤方

栀子（十四个，擘）　　　干姜（二两）

上二味，以水三升半，煮取一升半，去滓，分二服，温进一服。得吐者，止后服。

伤寒胸中有热，胃中有邪气，腹中痛，欲呕吐者，黄连汤主之。（173）

### 黄连汤方

黄连（三两）　　　　　　甘草（三两，炙）

干姜（三两）　　　　　　桂枝（三两，去皮）

人参（二两）　　　　　　半夏（半升，洗）

大枣（十二枚，擘）

上七味，以水一斗，煮取六升，去滓，温服。昼三夜二。

伤寒本自寒下，医复吐下之，寒格更逆吐下，若食入口即吐，干姜黄芩黄连人参汤主之。（359）

### 干姜黄芩黄连人参汤方

干姜 黄芩 黄连 人参（各三两）

上四味，以水六升，煮取二升，去滓，分温再服。

伤寒，医下之，续得下利，清谷不止，身疼痛者，急当救里；后身疼痛，清便自调者，急当救表，救里宜四逆汤，救表宜桂枝汤。（91）

伤寒大下后，复发汗，心下痞，恶寒者，表未解也。不可攻痞，当先解表，表解乃可攻痞。解表宜桂枝汤，攻痞宜大黄黄连泻心汤。（164）

伤寒，汗出解之后，胃中不和，心下痞鞕，干噫食臭，胁下有水气，腹中雷鸣，下利者，生姜泻心汤主之。（157）

### 生姜泻心汤方

| | |
|---|---|
| 生姜（四两，切） | 甘草（三两，炙） |
| 人参（三两） | 干姜（一两） |
| 黄芩（三两） | 半夏（半升，洗） |
| 黄连（一两） | 大枣（十二枚，擘） |

上八味，以水一斗，煮取六升，去滓，再煎取三升，温服一升，日三服。

伤寒发汗，若吐若下，解后心下痞鞕，噫气不除者，旋覆代赭汤主之。（161）

**旋覆代赭汤方**

旋覆花（三两）　　　　　　人参（二两）

生姜（五两）　　　　　　　代赭（一两）

甘草（三两，炙）　　　　　半夏（半升，洗）

大枣（十二枚，擘）

上七味，以水一斗，煮取六升，去滓，再煎取三升。温服一升，日三服。

伤寒二三日，心中悸而烦者，小建中汤主之。（102）

伤寒脉结代，心动悸，炙甘草汤主之。（177）

**炙甘草汤方**

甘草（四两，炙）　　　　　生姜（三两，切）

人参（二两）　　　　　　　生地黄（一斤）

桂枝（三两，去皮）　　　　阿胶（二两）

麦门冬（半升，去心）　　　麻仁（半升）

大枣（三十枚，擘）

上九味，以清酒七升，水八升，先煮八味，取三升，去滓，内胶，烊消尽，温服一升，日三服。一名复脉汤。

脉按之来缓，时一止复来者，名曰结。又脉来动而中止，

更来小数，中有还者反动，名曰结，阴也。脉来动而中止，不能自还，因而复动者，名曰代，阴也。得此脉者，必难治。（178）

伤寒三日，阳明脉大。（186）

伤寒转系阳明者，其人濈然微汗出也。（188）

伤寒发热，无汗，呕不能食，而反汗出濈濈然者，是转属阳明也。（185下）

伤寒呕多，虽有阳明证，不可攻之。（204）

伤寒脉浮滑，此以表有热，里有寒，白虎汤主之。（176）

### 白虎汤方

知母（六两）　　　石膏（一斤，碎）

甘草（二两，炙）　　粳米（六合）

上四味，以水一斗，煮米熟，汤成去滓，温服一升，日三服。

伤寒脉浮，发热无汗，其表不解，不可与白虎汤。渴欲饮水，无表证者，白虎加人参汤主之。（170）

伤寒无大热，口燥渴，心烦，背微恶寒者，白虎加人参汤主之。（169）

伤寒三日，三阳为尽，三阴当受邪。其人反能食而不呕，

此为三阴不受邪也。（270）

伤寒三日，少阳脉小者，欲已也。（271）

伤寒四五日，身热恶风，颈项强，胁下满，手足温而渴者，小柴胡汤主之。（99）

伤寒四五日，脉沉而喘满，沉为在里，而反发其汗，津液越出，大便为难，表虚里实，久则谵语。（218）

伤寒，脉弦细，头痛发热者，属少阳。少阳不可发汗，发汗则谵语，此属胃，胃和则愈，胃不和，烦而悸（一云躁）。（265）

伤寒发热，汗出不解，心中痞鞕，呕吐而下利者，大柴胡汤主之。（165）

伤寒五六日中风，往来寒热，胸胁苦满，嘿嘿不欲饮食，心烦喜呕，或胸中烦而不呕，或渴，或腹中痛，或胁下痞鞕，或心下悸，小便不利，或不渴，身有微热，或咳者，小柴胡汤主之。（96）

**小柴胡汤方**

柴胡（半斤）　　　　　黄芩（三两）

人参（三两）　　　　　半夏（半升，洗）

甘草（三两，炙）　　　　　　生姜（三两，切）

大枣（十二枚，擘）

上七味，以水一斗二升，煮取六升，去滓，再煎取三升，温服一升。日三服。若胸中烦而不呕者，去半夏、人参，加栝楼实一枚；若渴，去半夏，加人参，合前成四两半，栝楼根四两；若腹中痛者，去黄芩，加芍药三两；若胁下痞鞕，去大枣，加牡蛎四两；若心下悸，小便不利者，去黄芩，加茯苓四两；若不渴，外有微热者，去人参，加桂枝三两，温覆微汗愈；若咳者，去人参、大枣、生姜，加五味子半升、干姜二两。

伤寒中风，有柴胡证，但见一证便是，不必悉具。凡柴胡汤病证而下之，若柴胡证不罢者，复与柴胡汤，必蒸蒸而振，却复发热汗出而解。（101）

若已吐下、发汗、温针，谵语，柴胡汤证罢，此为坏病。知犯何逆，以法治之。（267）

伤寒中风，医反下之，其人下利日数十行，谷不化，腹中雷鸣，心下痞鞕而满，干呕心烦不得安，医见心下痞，谓病不尽，复下之，其痞益甚，此非结热，但以胃中虚，客气上逆，故使鞕也，甘草泻心汤主之。（158）

## 甘草泻心汤方

甘草（四两，炙）　　　　黄芩（三两）

干姜（三两）　　　　　　半夏（半升，洗）

大枣（十二枚，擘）　　　黄连（一两）

上六味，以水一斗，煮取六升，去滓，再煎取三升，温服一升，日三服。

伤寒五六日，头汗出，微恶寒，手足冷，心下满，口不欲食，大便鞕，脉细者，此为阳微结，必有表，复有里也，脉沉亦在里也。汗出为阳微，假令纯阴结，不得复有外证，悉入在里，此为半在里半在外也。脉虽沉紧，不得为少阴病。所以然者，阴不得有汗，今头汗出，故知非少阴也，可与小柴胡汤。设不了了者，得屎而解。（148）

伤寒五六日，呕而发热者，柴胡汤证具，而以他药下之，柴胡证仍在者，复与柴胡汤。此虽已下之，不为逆，必蒸蒸而振，却发热汗出而解。若心下满而鞕痛者，此为结胸也，大陷胸汤主之。但满而不痛者，此为痞，柴胡不中与之，宜半夏泻心汤。（149）

**半夏泻心汤方**

半夏（半升，洗）　　　　黄芩 干姜 人参（各三两）

甘草（三两，炙）　　　　黄连（一两）

大枣（十二枚，擘）

上七味，以水一斗，煮取六升，去滓，再煎取三升，温服一升，日三服。须大陷胸汤者，方用前第二法。（一方用半夏一升。）

伤寒五六日，已发汗而复下之，胸胁满微结，小便不利，渴而不呕，但头汗出，往来寒热，心烦者，此为未解也，柴胡桂枝干姜汤主之。（147）

**柴胡桂枝干姜汤方**

柴胡（半斤）　　　　　　桂枝（三两，去皮）

干姜（二两）　　　　　　栝楼根（四两）

黄芩（三两）　　　　　　牡蛎（二两，熬）

甘草（二两，炙）

上七味，以水一斗二升，煮取六升，去滓，再煎取三升，温服一升。日三服，初服微烦，复服，汗出便愈。

伤寒五六日，大下之后，身热不去，心中结痛者，未欲解也，栀子豉汤主之。（78）

伤寒服汤药，下利不止，心下痞鞕，服泻心汤已，复以他药下之，利不止，医以理中与之，利益甚。理中者，理中焦，此利

在下焦，赤石脂禹余粮汤主之。复不止者，当利其小便。（159）

> **赤石脂禹余粮汤方**
>
> 赤石脂（一斤，碎）　　　　　　太一禹余粮（一斤，碎）
>
> 上二味，以水六升，煮取二升，去滓，分温三服。

伤寒不大便六七日，头痛有热者，与承气汤。其小便清（一云大便青）者，知不在里，仍在表也，当须发汗。若头痛者，必衄。宜桂枝汤。（56）

伤寒六七日，发热，微恶寒，支节烦痛，微呕，心下支结，外证未去者，柴胡桂枝汤主之。（146）

> **柴胡桂枝汤方**
>
> 桂枝（一两半，去皮）　　　　黄芩（一两半）
>
> 人参（一两半）　　　　　　　甘草（一两，炙）
>
> 半夏（二合半，洗）　　　　　芍药（一两半）
>
> 大枣（六枚，擘）　　　　　　生姜（一两半，切）
>
> 柴胡（四两）
>
> 上九味，以水七升，煮取三升，去滓，温服一升，本云人参汤，作如桂枝法，加半夏、柴胡、黄芩，复如柴胡法，今用人参，作半剂。

伤寒六七日，目中不了了，睛不和，无表里证，大便难，身微热者，此为实也，急下之，宜大承气汤。（252）

伤寒六七日，结胸热实，脉沉而紧，心下痛，按之石鞕

者，大陷胸汤主之。（135）

伤寒六七日，无大热，其人躁烦者，此为阳去入阴故也。
（269）


伤寒脉浮而缓，手足自温者，系在太阴。太阴当发身黄，
若小便自利者，不能发黄。至七八日，虽暴烦下利日十余行，
必自止，以脾家实，腐秽当去故也。（278）

伤寒脉浮而缓，手足自温者，是为系在太阴。太阴者，身
当发黄，若小便自利者，不能发黄。至七八日大便鞕者，为阳
明病也。（187）

伤寒若吐若下后，七八日不解，热结在里，表里俱热，时
时恶风，大渴，舌上干燥而烦，欲饮水数升者，白虎加人参汤
主之。（168）

---

### 白虎加人参汤方

知母（六两）　　　　　　石膏（一斤，碎）

甘草（二两，炙）　　　　人参（二两）

粳米（六合）

上五味，以水一斗，煮米熟汤成，去滓，温服一升，日三服。此
方立夏后、立秋前乃可服，立秋后不可服。正月二月三月尚凛冷，亦不
可与服之，与之则呕利而腹痛。诸亡血虚家亦不可与，得之则腹痛，利
者，但可温之，当愈。

伤寒七八日，身黄如橘子色，小便不利，腹微满者，茵陈蒿汤主之。（260）

伤寒身黄发热，栀子柏皮汤主之。（261）

**栀子柏皮汤方**

肥栀子（十五个，擘）　　　　　甘草（一两，炙）

黄柏（二两）

上三味，以水四升，煮取一升半，去滓，分温再服。

伤寒瘀热在里，身必黄，麻黄连轺赤小豆汤主之。（262）

**麻黄连轺赤小豆汤方**

麻黄（二两，去节）　　　　　连轺（二两，连翘根是）

杏仁（四十个，去皮尖）　　　　赤小豆（一升）

大枣（十二枚，擘）　　　　　生梓白皮（一升，切）

生姜（二两，切）　　　　　甘草（二两，炙）

上八味，以潦水一斗，先煮麻黄再沸，去上沫，内诸药，煮取三升，去滓，分温三服，半日服尽。

伤寒发汗已，身目为黄，所以然者，以寒湿在里不解故也。以为不可下也，于寒湿中求之。（259）

伤寒八九日，下之，胸满烦惊，小便不利，谵语，一身尽重，不可转侧者，柴胡加龙骨牡蛎汤主之。（107）

**柴胡加龙骨牡蛎汤方**

| | |
|---|---|
| 柴胡（四两） | 龙骨（一两半） |
| 黄芩（一两半） | 生姜（一两半，切） |
| 铅丹（一两半） | 人参（一两半） |
| 桂枝（一两半，去皮） | 茯苓（一两半） |
| 半夏（二合半，洗） | 大黄（二两） |
| 牡蛎（一两半，熬） | 大枣（六枚，擘） |

上十二味，以水八升，煮取四升，内大黄，切如棋子，更煮一两沸，去滓，温服一升。本云柴胡汤，今加龙骨等。

伤寒，腹满谵语，寸口脉浮而紧，此肝乘脾也，名曰纵，刺期门。（108）

伤寒发热，啬啬恶寒，大渴欲饮水，其腹必满，自汗出，小便利，其病欲解，此肝乘肺也，名曰横，刺期门。（109）

伤寒八九日，风湿相搏，身体疼烦，不能自转侧，不呕，不渴，脉浮虚而涩者，桂枝附子汤主之。若其人大便鞭（一云脐下心下鞭），小便自利者，去桂加白术汤主之。（174）

**桂枝附子汤方**

桂枝（四两，去皮）　　　　附子（三枚，炮，去皮，破）

生姜（三两，切）　　　　　大枣（十二枚，擘）

甘草（二两，炙）

上五味，以水六升，煮取二升，去滓，分温三服。

---

**去桂加白术汤方**

附子（三枚，炮，去皮，破）　　白术（四两）

生姜（三两，切）　　　　　甘草（二两，炙）

大枣（十二枚，擘）

上五味，以水六升，煮取二升，去滓，分温三服。初一服，其人身如痹，半日许复服之，三服都尽，其人如冒状，勿怪，此以附子、术，并走皮内，逐水气未得除，故使之耳。法当加桂四两。此本一方二法，以大便鞕，小便自利，去桂也；以大便不鞕，小便不利，当加桂。附子三枚恐多也，虚弱家及产妇，宜减服之。

伤寒八九日，风湿相搏，身体疼烦，不能自转侧，不呕不渴，脉浮虚而涩者，桂枝附子汤主之；若大便坚，小便自利者，去桂加白术汤主之。（二、23）

---

**桂枝附子汤方**

桂枝（四两，去皮）　　　　生姜（三两，切）

附子（三枚，炮，去皮，破八片）　甘草（二两，炙）

大枣（十二枚，擘）

上五味，以水六升，煮取二升，去滓，分温三服。

### 白术附子汤方

白术（二两）　　　　　　附子（一枚半，炮，去皮）

甘草（一两，炙）　　　　生姜（一两半，切）

大枣（六枚，擘）

上五味，以水三升，煮取一升，去滓，分温三服。一服觉身痹，半日许再服，三服都尽，其人如冒状，勿怪，即是术、附并走皮中，逐水气，未得除故耳。

伤寒吐下后，发汗，虚烦，脉甚微，八九日心下痞鞕，胁下痛，气上冲咽喉，眩冒，经脉动惕者，久而成痿。（160）

伤寒，大吐大下之，极虚，复极汗者，其人外气怫郁，复与之水，以发其汗，因得哕。所以然者，胃中寒冷故也。（380）

伤寒哕而腹满，视其前后，知何部不利，利之即愈。（381）

伤寒十余日，热结在里，复往来寒热者，与大柴胡汤。但结胸，无大热者，此为水结在胸胁也；但头微汗出者，大陷胸汤主之。（136）

**大柴胡汤方**

柴胡（半斤）　　　　　枳实（四枚，炙）

生姜（五两，切）　　　黄芩（三两）

芍药（三两）　　　　　半夏（半升，洗）

大枣（十二枚，擘）

上七味，以水一斗二升，煮取六升，去滓再煎，温服一升，日三服。一方加大黄二两，若不加，恐不名大柴胡汤。

伤寒若吐若下后不解，不大便五六日，上至十余日，日晡所发潮热，不恶寒，独语如见鬼状。若剧者，发则不识人，循衣摸床，惕而不安，微喘直视，脉弦者生，涩者死。微者，但发热谵语者，大承气汤主之。若一服利，则止后服。（212）

伤寒有热，少腹满，应小便不利，今反利者，为有血也，当下之，不可余药，宜抵当丸。（126）

**抵当丸**

水蛭（二十个，熬）　　虻虫（二十个，去翅足，熬）

桃仁（二十五个，去皮尖）　大黄（三两）

上四味，捣分四丸。以水一升，煮一丸，取七合服之。晬时当下血，若不下者更服。

伤寒十三日，过经谵语者，以有热也，当以汤下之。若小便利者，大便当鞭，而反下利，脉调和者，知医以丸药下之，非其治也。若自下利者，脉当微厥，今反和者，此为内实也，调胃承气汤主之。（105）

伤寒十三日不解，胸胁满而呕，日晡所发潮热，已而微利，此本柴胡证，下之以不得利，今反利者，知医以丸药下之，此非其治也。潮热者，实也。先宜服小柴胡汤以解外，后以柴胡加芒硝汤主之。（104）

---

**柴胡加芒硝汤方**

柴胡（二两十六铢）      黄芩（一两）

人参（一两）      甘草（一两，炙）

生姜（一两，切）      半夏（二十铢，本云五枚，洗）

大枣（四枚，擘）      芒硝（二两）

上八味，以水四升，煮取二升，去滓，内芒硝，更煮微沸，分温再服，不解更作。

---

伤寒一二日至四五日厥者，必发热。前热者，后必厥，厥深者，热亦深，厥微者，热亦微。厥应下之，而反发汗者，必口伤烂赤。（335）

伤寒脉滑而厥者，里有热，白虎汤主之。（350）

## 白虎汤方

知母（六两）　　　　　石膏（一斤，碎，绵裹）

甘草（二两，炙）　　　粳米（六合）

上四味，以水一斗，煮米熟汤成，去滓，温服一升，日三服。

伤寒脉促（一作纵），手足厥逆，可灸之。（349）

伤寒厥四日，热反三日，复厥五日，其病为进。寒多热少，阳气退，故为进也。（342）

伤寒病，厥五日，热亦五日，设六日当复厥，不厥者自愈。厥终不过五日，以热五日，故知自愈。（336）

伤寒五六日，不结胸，腹濡，脉虚复厥者，不可下，此亡血，下之死。（347）

伤寒热少微厥，指头寒，嘿嘿不欲食，烦躁，数日小便利，色白者，此热除也，欲得食，其病为愈。若厥而呕，胸胁烦满者，其后必便血。（339）

伤寒发热四日，厥反三日，复热四日。厥少热多者，其病当愈。四日至七日，热不除者，必便脓血。（341）

伤寒，始发热六日，厥反九日而利。凡厥利者，当不能食，今反能食者，恐为除中。食以索饼，不发热者，知胃气尚在，必愈，恐暴热来出而复去也。后日脉之，其热续在者，期之旦日夜半愈。所以然者，本发热六日，厥反九日，复发热三日，并前六日，亦为九日，与厥相应，故期之旦日夜半愈。后三日脉之，而脉数，其热不罢者，此为热气有余，必发痈脓也。（332）

伤寒厥而心下悸，宜先治水，当服茯苓甘草汤，却治其厥，不尔，水渍入胃，必作利也。（356）

**茯苓甘草汤**

茯苓（二两）　　　　　　甘草（一两，炙）

生姜（三两，切）　　　　桂枝（二两，去皮）

上四味，以水四升，煮取二升，去滓，分温三服。

伤寒，先厥后发热而利者，必自止，见厥复利。（331）

伤寒发热，下利厥逆，躁不得卧者，死。（344）

伤寒发热，下利至甚，厥不止者，死。（345）

伤寒下利，日十余行，脉反实者，死。（369）


伤寒六七日，大下后，寸脉沉而迟，手足厥逆，下部脉不至，喉咽不利，唾脓血，泄利不止者，为难治。麻黄升麻汤主之。（357）

**麻黄升麻汤方**

麻黄（二两半，去节）　　　　升麻（一两一分）

当归（一两一分）　　　　　　知母（十八铢）

黄芩（十八铢）　　　　　　　萎蕤（十八铢，一作菖蒲）

芍药（六铢）　　　　　　　　天门冬（六铢，去心）

桂枝（六铢，去皮）　　　　　茯苓（六铢）

甘草（六铢，炙）　　　　　　石膏（六铢，碎，绵裹）

白术（六铢）　　　　　　　　干姜（六铢）

上十四味，以水一斗，先煮麻黄一两沸，去上沫，内诸药，煮取三升，去滓，分温三服，相去如炊三斗米顷，令尽汗出愈。

伤寒脉迟六七日，而反与黄芩汤彻其热。脉迟为寒，今与黄芩汤，复除其热，腹中应冷，当不能食，今反能食，此名除中，必死。（333）

伤寒先厥后发热，下利必自止，而反汗出，咽中痛者，其喉为痹。发热无汗，而利必自止，若不止，必便脓血，便脓血者，其喉为痹。（334）

伤寒四五日，腹中痛，若转气下趣少腹者，此欲自利也。（358）

发热而厥，七日下利者，为难治。（348）

伤寒六七日，脉微，手足厥冷，烦躁，灸厥阴，厥不还者，死。（343）

伤寒六七日，不利，便发热而利，其人汗出不止者，死。有阴无阳故也。（346）


伤寒脉微而厥，至七八日肤冷，其人躁，无暂安时者，此为脏厥，非蛔厥也。蛔厥者，其人当吐蛔。今病者静，而复时烦者，此为脏寒。蛔上入其膈，故烦，须臾复止，得食而呕，又烦者，蛔闻食臭出，其人常自吐蛔。蛔厥者，乌梅丸主之。又主久利。（338）

### 乌梅丸方

| | |
|---|---|
| 乌梅（三百枚） | 细辛（六两） |
| 干姜（十两） | 黄连（十六两） |
| 当归（四两） | 附子（六两，炮，去皮） |
| 蜀椒（四两，出汗） | 桂枝（去皮，六两） |
| 人参（六两） | 黄柏（六两） |

上十味，异捣筛，合治之，以苦酒渍乌梅一宿，去核，蒸之五斗米下，饭熟捣成泥，和药令相得。内臼中，与蜜杵二千下，丸如梧桐子大。先食饮服十丸，日三服，稍加至二十丸，禁生冷、滑物、臭食等。

伤寒，其脉微涩者，本是霍乱，今是伤寒，却四五日至阴经，上转入阴，必利，本呕下利者，不可治也。欲似大便，而反失气，仍不利者，此属阳明也，便必鞕，十三日愈。所以然者，经尽故也。下利后，当便鞕，鞕则能食者愈。今反不能食，到后经中，颇能食，复过一经能食，过之一日当愈，不愈者，不属阳明也。（384）

伤寒差以后，更发热，小柴胡汤主之。脉浮者，以汗解之，脉沉实者，以下解之。（394）

伤寒解后，虚羸少气，气逆欲吐，竹叶石膏汤主之。（397）

### 竹叶石膏汤方

竹叶（二把）　　　　　石膏（一斤）

半夏（半升，洗）　　　麦门冬（一升，去心）

人参（二两）　　　　　甘草（二两，炙）

粳米（半升）

上七味，以水一斗，煮取六升，去滓，内粳米，煮米熟，汤成去米，温服一升，日三服。

【解读】

伤寒一词，《小品》曰："古今相传称伤寒为难治之疾，时行温疫是毒病之气，而论治者，不判伤寒与时行温疫为异气耳。云伤寒是雅士之辞，天行温疫，是田舍间号耳，不说病之异同也"。《肘后方》亦云"伤寒、时行、温疫，三名同一种耳，而源本小异"，可见伤寒与温疫均为传染病。《难经》云"伤寒有五：有中风，有伤寒，有温病，有热病，有湿温"，现今学者多将此句中伤寒分为广义伤寒与狭义伤寒，语义不甚明了。"伤寒有五"，此处的"伤寒"实指传染病，"有中风，有伤寒"，此处的"伤寒"则为致病因素，即有中于风，有伤于寒。古代竹简制作十分繁琐，虽至东汉时期已有纸张，但数量稀少，能被浓墨重彩描写的"伤寒"，一定不是普通外感疾病，而应该是具有强烈传染性的瘟疫，因其危害性巨大，故记录之。

本篇为张仲景所作，其写法与"逐日施方篇"类似，也按逐日浅深而写，运用了多种辨证体系。仲景借鉴了东汉以前的条文，但并非完全照搬，而是取长补短。之前条文详写，仲景则略写，如太阳病、阳明病和少阴病；之前条文略写，仲景则详写，如少阳病和厥阴病。仲景对六经传变的认识与"之为病篇"不同，仲景认为六经传变是先阳后阴，即270条"伤寒三日，三阳为尽，三阴当受邪"并指出太阴传阳明的规律，即187条"伤寒脉浮而缓，手足自温者，是为系在太阴……为阳明病也"。充分体现出仲景尊古而不泥古。

本篇补充了表里辨证之内容，明确提出半表半里的概念，即148条"伤寒五六日……此为半在里半在外也"，此对后世影响深远。如清代《医宗金鉴·伤寒心法要诀》云："漫言变化千般状，不外阴阳表里间"。仲景对厥的认识较为深刻，厥本意是指憋气发力，采石于崖，在此是憋气，突然喘不过气而昏倒。对厥的描述十分详细，补充了对厥的认识，较东汉之前增加了热厥、水厥、蛔厥。仲景可能认为厥与厥阴不同，厥也并非阴证，如335条"前热者，后必厥，厥深者，热亦深，厥微者，热亦微"。

张仲景不分派别，吸收了东汉以前的多种辨证方法。反对"不念思求经旨，以演其所知，各承家技，终始顺旧"的做法。从伤寒和杂病上看，治伤寒之方剂亦可用于治疗杂病，治杂病之方剂亦可用于治疗伤寒。如71条"太阳病，发汗后，大汗出，胃中干，烦躁不得眠，欲得饮水者，少少与饮之，令胃气和则愈。若脉浮，小便不利，微热消渴者，五苓散主之"与十三、4条"脉浮，小便不利，微热消渴者，宜利小便发汗，五苓散主之"，又如306条"少阴病，下利便脓血者，桃花汤主之"与十七、42条"下利，便脓血者，桃花汤主之"，均为凿凿可据。